介護に役立つ
リハビリ・マジック

麦谷眞里・著
Masato Mugitani

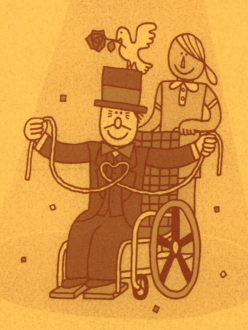

東京堂出版

目　次

●介護に役立つ リハビリ・マジック──目次

リハビリとしてのマジックとはなにか？ …………………… 1

　1．なぜ、この本を書いたか？　1
　2．マジックはリハビリに適しているか？　2
　3．リハビリの前提として　5
　4．本書の対象者　6
　5．どんなマジックがリハビリ・マジックに適しているか？　7
　6．誰がどのようにリハビリを行なうか？　9
　7．この本の使い方　12

輪ゴムの飛躍（ジャンプ） ……………………………………… 14

　［このマジックを演じるのに必要な素材・材料］　14
　1．リハビリとしての情報　14
　2．マジックの実際の現象　15
　［現象］　15
　［やり方と原理］　16
　［このマジックのリハビリ機能としての目的］　18
　1．認知機能　19
　2．運動機能　19
　3．コミュニケーション技術（機能）のリハビリテーション　20

復活する輪ゴム …………………………………………………… 23

　［このマジックを演じるのに必要な素材・材料］　23
　1．リハビリとしての情報　23
　2．マジックの実際の現象　24
　［現象］　24
　［やり方と原理］　25
　［このマジックのリハビリ機能としての目的］　29
　1．認知機能　29

i

2．運動機能　30
　　3．コミュニケーション技術（機能）のリハビリテーション　31

四次元の紐 ………………………………………………… 34

　［このマジックを演じるのに必要な素材・材料］　34
　　1．リハビリとしての情報　34
　　2．マジックの実際の現象　36
　［現象］　36
　［やり方と原理］　37
　［このマジックのリハビリ機能としての目的］　42
　　1．認知機能　42
　　2．運動機能　43
　　3．コミュニケーション技術（機能）のリハビリテーション　45

不思議な二本のロープ ………………………………………… 49

　［このマジックを演じるのに必要な素材・材料］　49
　　1．リハビリとしての情報　49
　　2．マジックの実際の現象　52
　［現象］　52
　［やり方と原理］　53
　［このマジックのリハビリ機能としての目的］　60
　　1．認知機能　60
　　2．運動機能　63
　　3．コミュニケーション技術（機能）のリハビリテーション　69

ボールの消失（1）「パス」 ………………………………… 73

　［このマジックを演じるのに必要な素材・材料］　73
　　1．リハビリとしての情報　73
　　2．マジックの実際の現象　76
　［現象］　76

［やり方］76
　　　［このマジックのリハビリ機能としての目的］80
　　　 1．認知機能　80
　　　 2．運動機能　82
　　　 3．コミュニケーション技術（機能）のリハビリテーション　83

ボールの消失（2）「フレンチ・ドロップ」 …………… 86

　　　［このマジックを演じるのに必要な素材・材料］86
　　　 1．リハビリとしての情報　86
　　　 2．マジックの実際の現象　88
　　　［現象］88
　　　［やり方］88
　　　［このマジックのリハビリ機能としての目的］92
　　　 1．認知機能　93
　　　 2．運動機能　95
　　　 3．コミュニケーション技術（機能）のリハビリテーション　96

「塩の瓶」ボールの消失（「パス」もしくは「フレンチ・ドロップ」）を使った本格的マジック ………………………… 99

　　　［このマジックを演じるのに必要な素材・材料］99
　　　 1．リハビリとしての情報　99
　　　 2．演技の実際　99
　　　［現象］100
　　　 3．このマジックの構成要素　101
　　　 4．このマジックで実際に行なわれていること　104
　　　 5．この本格的マジックをリハビリの観点から　108
　　　［このマジックのリハビリ機能としての目的］111
　　　 1．認知機能　111
　　　 2．運動機能　113
　　　 3．コミュニケーション技術（機能）のリハビリテーション　115
　　　［マジック・マニアのための注釈］117

復活するロープ（その１） ………………………………………… 118

　［このマジックを演じるのに必要な素材・材料］　118
　１．リハビリとしての情報　118
　２．マジックの実際の現象　121
　［現象］　121
　［準備］　121
　［やり方］　122
　［このマジックのリハビリ機能としての目的］　126
　１．認知機能　127
　２．運動機能　128
　３．コミュニケーション技術（機能）のリハビリテーション　131

復活するロープ（その２） ………………………………………… 135

　［このマジックを演じるのに必要な素材・材料］　135
　１．リハビリとしての情報　135
　２．マジックの実際の現象　139
　［現象］　139
　［準備］　139
　［やり方］　140
　［ロープの復活の別の終わり方］　148
　［このマジックのリハビリ機能としての目的］　149
　１．認知機能　150
　２．運動機能　151
　３．コミュニケーション技術（機能）のリハビリテーション　157

３本のロープ ……………………………………………………… 161

　［このマジックを演じるのに必要な素材・材料］　161
　１．リハビリとしての情報　161
　２．マジックの実際の現象　166

［現象］　166
  ［準備］　167
  ［やり方］　167
  ［このマジックのリハビリ機能としての目的］　173
  　1．認知機能　174
  　2．運動機能　177
  　3．コミュニケーション技術（機能）のリハビリテーション　185

卵になるハンカチーフ …………………………………… 189

  ［このマジックを演じるのに必要な素材・材料］　189
  　1．リハビリとしての情報　189
  　2．マジックの実際の現象　192
  ［現象］　192
  ［必要なもの］　192
  ［準備］　194
  ［やり方］　195
  ［このマジックのリハビリ機能としての目的］　199
  　1．認知機能　200
  　2．運動機能（その1）　201
  　3．運動機能（その2）　208
  　4．コミュニケーション技術（機能）のリハビリテーション　214

プロダクション・マジック　ブラック・アートを使った筒と箱
………………………………………………………………… 217

  ［このマジックを演じるのに必要な素材・材料］　217
  　1．リハビリとしての情報　217
  　2．マジックの実際の現象　223
  ［現象］　223
  ［必要なもの］　223
  ［準備］　226
  ［やり方］　227
  ［このマジックのリハビリ機能としての目的］　232

1．認知機能　233
2．運動機能（その1）　235
3．運動機能（その2）「筒の見せ方のバリエーション」　246
4．コミュニケーション技術（機能）のリハビリテーション　249
5．「ブラック・アート」の用具を製作すること　250
［必要なもの］　252
6．取り出し用品の選定とタネ筒へのセット　255
7．マジック用に製作されて市販されている取り出し用品　257
8．本格マジックとしての応用編　259

あとがき　262
索引　264

リハビリとしての マジックとはなにか？

1. なぜ、この本を書いたか？

　私は、健常者でも習得するのが簡単ではないマジックを障害者が上手に演じるのは、ほとんど不可能に近いだろうと思っていました。この場合の障害者というのは、先天的に障害を持っている人と後天的に病気や怪我などで障害を持っている人との両方を意味します。しかしながら、世の中には、盲目のマジシャンというのは稀に存在しますし、また、片腕のマジシャンも、多くはありませんが、世界的に有名な人が2, 3名います。したがって、まったくいないわけではありません。それでも、長いマジックの歴史では、例外中の例外だと思っても間違いではありませんでした。

　この私の考えを根底からひっくり返したマジシャンがいます。カナダのマーディー・ギルバート（Mahdi Gilbert）というアマチュアのマジシャンです。2015年10月にアメリカ合衆国フロリダで行われた国際奇術大会で初めて出会って、彼のカード・マジックを目の前で見ました。ひとことで言うと、私は自分の目の前で展開されている現象が信じられませんでした。マーディー・ギルバートは、私の記憶が正しければまだ20代の若者です。先天的に、左手は肘から下がありませんし、右手は肘から15cmくらいのところまでしかなく、両手とも、手指はおろか手首もないのです。つまり、カード・マジックには必須とも思われる手指がまったくないのです。その両手（両腕）で、彼は、「オイル・アンド・ウォーター」や、「トライアンフ」という健常者でも演じるのが難しいと思われる本格的なカード・マジックを上手に演ってみせるのです。もちろん、シャッフルもできますし、そのほかのカード・マジックのレパトァもあります。私が文章でごちゃごちゃ述べるよりも、関心をもたれた方は、インターネットで彼の名前を検索すれば、動画で彼の演技を観ることができます。

　驚きました。

　障害者でも、工夫と練習をすれば健常者と同じようにマジックができるということを確信しました。そしてさらに調べて行くと、アメリカ合衆国では、す

でに、マジックを取り入れた障害者用のリハビリを行なっているという情報に接しました。

　それをぜひ日本でもやってみたい、というのが、私にこの本を書く気にさせた動機です。加えて、マジシャンはリハビリのことをよく知りませんし、リハビリを実施している医療従事者たちは、逆にマジックのことに詳しくありません。そこで、マジックに精通し、かつて厚生労働省の老人保健課長として、「高齢者リハビリテーション研究会」の報告書をまとめた私こそ、まさに両分野を融合するのに相応しい、と思ったからです。

2. マジックはリハビリに適しているか？

　マジックは、多くの人が誤解しているように、手練の早業で見せるものではありません。私は、このことを拙著やエッセイ等で何度も繰り返し述べているのですが、いまだに、「手品がお上手なのは、よっぽど手先が器用なんですね」とか、「私は生来の不器用だから、手品などはまったく向いていません」という方々に遭遇します。ということは、そのような誤解が広宣に流布している証拠だと思います。そもそも、目よりも速く手を動かすことなどは不可能なのです。

　それなのに、見ている人がマジシャンの手の動きに気づかなかったり、いつのまにかすり替えられているのに、まったく知らなかったりするのは、視線や心がマジシャンによって巧みに誘導されているからです。これはレトリックですが、人は、自分の目で見ていると思っていても、心が見ていないものには気がつかないのです。

　具体例をひとつ述べます。

　スコッチ＆ソーダという有名なコイン・トリックがあります。その色の具合から、銅貨を琥珀色のスコッチ・ウィスキーに、銀貨をソーダ（炭酸水）に見立てて、銅貨と銀貨とを観客に握らせます（図1）。つまり、観客の手の中でハイボールになります。その2枚のコインのうち、銀貨を観客自身が握り拳の中から取りだしてテーブル上に置きます。当然、誰もが、観客の手の中に残っているのは銅貨だと思っています。観客が手を開くと、中からまったく別の銀貨が出て来ます（図2）。テーブル上の2枚の銀貨は、そのまま観客が改めることができます。銅貨はどこにもありません。

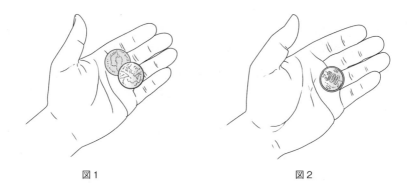

図1　　　　　　　　　　　図2

　すべての変化（消失）の現象は観客の手の中で起こったのです。
　これは、非常に巧妙なトリックで、おそらく、手品マニアでない普通の人なら、タネを聞いてもまだ信じられないと思います。この種のマジックは、しかしながら、冷静に考えると、奇妙なことに気づきます。仮に銅貨が別の銀貨に変化したという現象と考えるにしても、2枚のコインの物理的な状態は変化していませんから、このマジックの究極の現象は、銅貨が完全に消えてしまったという単純な現象だと言っても過言ではありません。したがって、それならマジシャンは、銅貨1枚だけを観客に示して、それを消せば済むことです。なのに、わざわざ、銀貨と銅貨を2枚示し、それを観客に握らせて、銀貨だけを取り出すような複雑な工程を経るのはなぜでしょうか？この工程の中で、マジシャンが目にも止まらぬ早業で行なう動作は一切ありません。銅貨と銀貨との2枚のコインを観客にはっきりと見せ（図1）、まず、その2枚のコインを観客に認識してもらうことから始めねばなりません。
　この「認識」という行為が、実はマジックではきわめて重要なことなのです。なぜなら、銅貨が消えたときに、観客から、「あれ？始めから銀貨が2枚じゃなかったっけ？」と言われようものなら、マジシャンのすべての努力は水泡に帰すからです。
　障害者、ことに脳疾患系の障害者や心の障害者では、この「認識」が著しく低下していることがあります。最初に、何がどのような状態であったか、適確に認識させるということが、リハビリ・マジックではもっとも重要な要素になります。この場合、障害者自身がマジシャンですから、自分が認識するのみならず、そのことをマジックの観客である相手（そのほかの障害者や健常者）に

も理解させねばなりません。つまり、コミュニケーションの技術が必要になります。多くの医学的リハビリテーションでは、このようなコミュニケーション技術を訓練するような時間は多くはありません。こういう部分にこそ、リハビリ・マジックの役割と効果とがあると言えるでしょう。

　さて、スコッチ＆ソーダでは、観客に見せた銅貨と銀貨との２枚のコインを観客に握らせます。実は、この瞬間に、観客の手の中は２枚の銀貨になってしまいます。タネの詳細は省きますが、これは、コインがそのような造りになっているからです。つまり、観客が、これからマジックが始まると思っている瞬間に、マジシャン側ではすでにすべての作業は終っているのです。観客は、手の中に銀貨と銅貨を握っていると信じていますが、すでに手の中は２枚の銀貨になっています。ここからはまさにコミュニケーションの技術です。手の中から銀貨を出してもらいます。これをテーブル上に置きます。表裏改めて完全に銀貨であることを見せます。この段階で、普通の思考のできる人なら、手の中に残っているのは銅貨だという当然の帰結に達しますが、リハビリでは、このことも確認する大事な要素になります。最初に銀貨と銅貨を２枚持っていて、そこから銀貨を出したのだから残りは銅貨１枚である、という「なんでもない引き算」を繰り返し確認する作業が必要です。そうでなければ、そのことが最後の驚きにつながらないからです。

　ここで、さきほど、観客が手の中から出した銀貨の表裏を改めるという箇所がありましたが、実は、最初に観客に銀貨と銅貨を１枚ずつ示したときには、表裏を改めることができないのです。つまり、ここでも、マジシャンの心理トリックが働いていて、観客が手の中から取り出した銀貨が表裏改められる普通のコインであったことが、最初から、銀貨が普通のコインであったことを類推させるだけなのです。言い換えれば、最初に銀貨と銅貨の２枚のコインを示したときに、観客が改めたい、と申し出れば、このマジックは万事休すなのです。それをそのような展開にならないコミュニケーション能力がマジックを演じる場合には要求されます。

　これまでのマジック解説書では、コインの扱い方やタネの隠し方については詳しく述べられていましたが、このような観客とのコミュニケーションについては言及がありませんでした。今回、リハビリにマジックを取り入れるについて、まさに、その点がもっとも重要であることが判明し、本書では、そこに力点を置きました。

　観客は自分の手の中に銅貨だけが１枚残っているという確信があるからこ

そ、手を開けて拡げたときに、そこに異なる銀貨を発見して驚くのです（図2）。しかし、その仕掛けは、そのはるか前になされていたのです。マジックではこのような時間差による現象の設定はたくさんあります。残念ながら、ここに例を挙げたスコッチ＆ソーダは、特殊なコインが要るばかりでなく、マジック・マニアですらちょっと難しい箇所がありますので本書では取り扱いません。しかしながら、このコインの例によって、指先の技術よりも観客の「認識」と観客との「コミュニケーション」が重要であることを理解されたと思います。

　マジックがリハビリとして適当なのは、まさに、このような認識・認知の能力と、人とのコミュニケーション能力を醸成・訓練するからです。また、そのような認識・認知・コミュニケーションの能力がなければ、マジックそのものが成立し得ないことも、リハビリの趣旨・目的の観点からは必須の条件になります。

3. リハビリの前提として

　リハビリテーションは、医療保険上は、心大血管疾患リハビリビテーション、脳血管疾患等リハビリテーション、運動器リハビリテーション、呼吸器リハビリテーション、難病患者リハビリテーション、障害児（者）リハビリテーション、がん患者リハビリテーション、認知症患者リハビリテーションなどの項目に分かれていて、それぞれ当該疾患に関連する機能回復等を目的とした規定が細かく定められています。これらは、医学的根拠に基づき計画的に実施されるもので、治療及び療養の一部として位置づけられています。

　本書で扱うリハビリテーションは、単に身体の運動機能障害を改善・回復させる理学療法・作業療法だけでなく、心因的な障害及び知的障害並びに社会的な障害までも包含した大きな「障害」を対象としたリハビリテーションを指すものです。したがって、ある特定の身体障害や疾患を対象としたものではなく、むしろ、元の障害や疾患にこだわらず、結果として、骨や関節・筋肉等の運動機能に障害の生じた人や、精神に障害を来し心のケアが必要な人、あるいは、疾患そのものはほとんど改善したけれど、運動器や心に何らかの障害が残った人などを対象とします。

　その対象者の幅の広さに応じて、医師、看護師、薬剤師、理学療法士、作業療法士などの、いわゆるリハビリテーション実施の医療従事者が、その医学的な知識・経験・能力に、さらに、人を楽しませる手段としてのマジックを習得

することによって、障害者とともにマジックを楽しみながらリハビリテーションを実施しようという試みです。

　もとより、このマジック・リハビリテーションが、医学的に優先順位を付けた診療上のリハビリテーションを代替できるものではありません。これは、あくまでも「障害者自身が楽しむ」ことを趣旨と目的としてマジックを手段として実施するものです。

　マジックを習得しようとする患者や障害者は、通常のリハビリテーションとは異なり、マジックを演じようという動機づけや、通常と異なる体験に基づいて、自らも楽しみ、また、マジックを見せる相手も楽しませるという新たな刺激を受けることができるようになります。

　こうした動機が、マジックのタネ（秘密）を知り、それが上手にできるようになるまで練習することを通して、運動機能や心の悩みを改善しようという前向きの姿勢を作り、さらには、ひとつひとつの手や身体の動き、加えて、人とのコミュニケーションの方法をも改善して行こうという気持ちにつながるのです。

　また、マジックを覚えて行く過程で、複数のマジックを構成することやマジック用具を扱う方法、あるいはマジックによっては会話や言葉の能力などの、特殊な技術を養うこともできます。

　さらに重要なことがもうひとつあります。それは、障害者は、それがどのような障害であっても、自分は健常者よりもいろんな面で劣ると考えていることです。したがって、タネ（秘密）のあるマジックを習得することによって、健常者にはできないことができるという事実は、障害者に大きな自信をつけさせます。見ている人（観客）の知らないタネ（秘密）を使ってマジシャン（この場合は障害者）はまさに奇跡を演じることができるのです。マジックが、まさに障害者に自信と誇りと満足感を与えます。

　マジックを演じることができたという満足感と、自らの障害を改善しようという動機こそリハビリテーションの目指す目的と言っても過言ではありません。「リハビリとしてのマジック」は、すべて、そのような目的に沿ってプログラムされたものです。

4. 本書の対象者

　本書は、これを直接障害者が読んで、マジックを習得するような体裁には

なっていません。本書が想定している読者は、すでに、「前提」のところで述べましたが、あくまでも、医療保険施設や介護保険施設において、実際に一定程度の障害者を対象としてリハビリを実施している、あるいは実施しようとしている、医師、看護師、薬剤師、理学療法士、作業療法士などの医療従事者です。したがって、まず、リハビリの実施主体である、そうした医療従事者が、本書に解説されているマジックを習得しなければなりません。次いで、それを障害者にも教え、ともに練習するという根気のいる作業が必要になります。ここで、仮に、医療従事者が通常の健常者であると仮定すると、本書に収められているマジックは、どれも習得が容易なものばかりです。そうでなければ、医療従事者自身が、マジックを学んだり練習したりする段階で、習得の困難にぶつかり諦めてしまわざるを得ない事態に陥るからです。そういう意味では、マジックとしては、いわば初心者向けのものが多くて、いわゆるマジック・マニアや手品愛好家の方々には、やや物足りない感じがするかもしれません。しかし、そういう方々にも、周囲の医療保険施設や介護保険施設から、入所者にもできるマジックを披露してくれという依頼がないとも限りません。そうしたとき、いったいどのようなマジックが相応しいのか、まったく途方に暮れることと思います。その観点からも本書はよい指針を与えてくれます。

　以上のことから、本書が想定する読者は、障害者自身はもとより、医療従事者とマジック愛好家のみなさんです。

5. どんなマジックがリハビリ・マジックに適しているか？

　マジックには、大雑把に分けて、大勢の観客相手にステージ上で演じるステージ・マジックと、少人数もしくは2，3人の人を相手に目の前で演じるクロース・アップ・マジックとに分けられます。パーティーなどで演じるマジックも、サロン・マジックとかプラットフォーム・マジックとか呼称される場合もありますが、複数の大勢の観客を相手にするという意味では、広い意味でステージ・マジックに分類することにします。一方、クロース・アップ・マジックは、テーブルをはさんで観客が座って観ていることが多いため、テーブル・マジックと呼ばれることもありますが、テーブルは必須ではありませんので、ここではクロース・アップ・マジックという表現を使います。ちなみに、英語の表記は、Close-Upですが、発音は、「クロース・アップ」であって、「クローズ・アップ」ではありませんので念のため申し添えます。

このうち、リハビリ・マジックでは、両方のマジックを対象にします。すなわち、ある程度の人数を対象にして演じるステージ・マジックも、少人数を相手に演じるクロース・アップ・マジックも扱います。そうはいっても、いきなり大勢の人の前で演じるのは、健常者でもストレスなことですから、ここでいうステージ・マジックは、一緒にリハビリを行なっている仲間や医療従事者を相手に演じるケースを想定しています。

　さて、どんなマジックが適しているかということですが、特殊な材料や、前述のスコッチ＆ソーダのような特別に製作されたコインなどの用具が必要なものは、医療保険施設や介護保険施設で揃えるのは無理があって、かつ管理もたいへんですし、またそれなりの価格がするので現実的ではありません。したがって、輪ゴムやハンカチーフなどの日常容易に手に入るものを中心に使うこととし、場合によっては、一般の市場で簡単に用意できる卵やボール、ロープなどを使用するマジックを対象とすることにします。ただし、材料そのものが事故を引き起こしたり、障害者が怪我をしたりするような可能性のあるものは避けることにします。また、いろいろ検討した結果、たとえば、ペンシル型の風船を筒に入れて膨らまし、それを鉛筆で十文字に刺して、中の風船が割れないことを示すマジック（図3）は、まず、ペンシル型の風船を膨らませるのに、健常者でも相当な肺活量が必要で、呼吸器に障害のある人はもとより、高齢者では、ほとんど膨らませることができないことと、2本使う鉛筆の先が、鉛筆の芯とはいえ、風船を突き刺すほどには鋭利に削ってあるため、扱う過程で不測の事態が起こらないとも限らないので、このようなものは、材料も作りやすく、マジックとしても効果的でかつ習得がやさしくても、対象からは外しました。

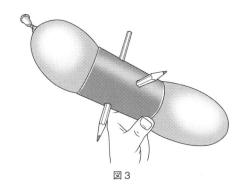

図3

そうはいっても、少し本格的なマジックをやってみたい、と思われる人もいらっしゃると思い、その場合を考慮して、良質で安価なマジック用品を提供しているDPグループの製品から安全性も考慮して選んだ効果的なマジックをいくつか後半部分に紹介してあります。

リハビリのためのマジックですから、まったく手や関節や筋肉を使わなかったり、観客とのコミュニケーションがほとんどなかったりするマジックは意味がありませんので、そのようなものは対象にはなりません。

また、習得の難易度は、障害の程度にもよりますから、一概には言えません。そこで、本書では、さまざまなマジックを段階的に習得できるように解説に工夫を凝らしました。完全に最後までできなくても、ある一定の段階までの習得を目指すことで、さらなる目標を設定できると考えました。マジックは現象の効果がすべてですので、むしろ、そのような明確なゴールのあるものこそ、リハビリの到達目標としては相応しいと思います。そのような観点から、練習していて段階的な到達であっても満足できるようなものを選ぶようにしました。その場合の各段階の目標も掲げてあります。

6. 誰がどのようにリハビリを行なうか？

すでに、このリハビリの担い手が医療従事者であることは述べてあります。リハビリの被施術者というか受け手は障害者です。しかし、マジックには、技術とコミュニケーション能力と、実はもうひとつ必要なものがあります。それは「センス」です。これは医療従事者と障害者双方に必要なものです。こんなふうに書くと、たちまち不安になる読者がいらっしゃるかもしれません。第一、「センス」などという抽象的なものをどのように把握して、どのように磨くのか、素朴な疑問を持たれると思います。同じマジックを演じても、上手下手があります。それは多くの場合、練習量の差や技術の差だったり、あるいは、コミュニケーション技術の差であったりしますが、技術が相当に高いのに、観ていて面白くないマジシャンがいます。ここでいう「面白くない」というのは、話術が面白くないとか、観客を笑わせないとか、ということではありません。技術だけがすぐれているマジックをこれでもか、これでもか、と観せられると、アクロバット（曲芸）を観ているのと何ら変わりがなくなります。技術に裏付けされたセンスのいいマジックを観ると、マジックは面白いと思いますし、演技も優雅で華麗です。

例を挙げます。ハンカチから鳩が出て来るマジックは、いまや世界中で数え切れないくらいのマジシャンが演じていますが、チャニング・ポロック（1929年—2006年）の演じる鳩出しは、いまでもマジシャンたちの憧れの的になっています。彼の演技が収められた「ヨーロッパの夜」（1959年）はボードビルの映画ですが、当時、この映画を観た世界中のマジシャンが、ポロックを真似て鳩出しを始め、以来、それが連綿と続いています。いまでは、ずいぶん技術や用具も改良されて、ハンカチを使わないで空の手で鳩を出す方法や、1羽出た鳩が2羽に分裂する現象も開発されています。そのほか、白い鳩ではなく、色の付いた鳩（染めた鳩）を用いて、赤いハンカチからは赤い鳩、紫のハンカチからは紫の鳩が出てくるという演出や、グリーンのボールを空中に投げるとグリーンの鳩になるという驚くべき現象まであります。鳩もよく訓練されていて、それはそれで観ていて素晴らしいのですが、不思議さは倍加したにもかかわらず、チャニング・ポロックが「ヨーロッパの夜」で演じたような優雅な演技からはほど遠いものがあります。一説によると、「ヨーロッパの夜」はそれなりに編集してあるとのことですが、映画ですから、そういう面はあるにしても、ポロックと同じくらい鳩出しの上手いランス・バートンの生の演技を観ても、ほかのマジシャンにはないものを感じますから、これこそ、マジックに対する「センス」だと思うのです。

　さて、今回のリハビリ・マジックでは、そのような「センス」を養う必要はありません。ですから、センスに関する限りは、まったく心配する必要はありません。医療従事者の方々は、本書に解説されたマジックを一定程度演じることができるようになればそれで合格です。できれば、複数の医療従事者で共同して練習することが望ましいと思われます。なぜなら、自分の演技は、自分では見えないからで、鏡の前で練習するのもひとつの方法ですが、手指の運びとか、表情とか眼の動きとか、なかなか自分で鏡を見ただけではわからないことを他人が指摘してくれるので、複数人で練習するのは有用です。

　次に、ひとつのマジックだけでなく同時にいくつかのマジックも練習してみてください。自分にも上手下手のあることがわかると思います。また、これは自分に向いているとか、逆に、これは向いてない、ということもあると思います。輪ゴムのマジックの上手な人が必ずしもボールのマジックが上手とは限りません。逆もまた真なりです。いくつかのマジックを会得してみてから、自分の自信のあるものを障害者のリハビリに使えばいいのです。運動機能の改善もさることながら、リハビリを通じたコミュニケーション能力の向上が大事なのです。

リハビリ・マジックは、最初は集団を対象にした全体的なものであっても、最終的にはそれぞれの障害程度を踏まえた個々人を相手に行なうカスタム・メイドにならざるを得ません。通所リハビリやデイケア等で行なう場合には、マジックの選択はもちろん、高齢者の好む形に作り替える必要があります。そのすべてのバリエーションを提示することはおよそ不可能ですが、いくつかの場合については、解説のところで触れています。まさに、このようなカスタム・メイドこそ、各医療保険施設、介護保険施設で工夫して特徴あるリハビリを実施する余地があることになります。

　小規模な施設では、そもそもリハビリを担う医療従事者が少ない場合もあります。そういうときは、リハビリ・マジックを実施しようとする周囲の施設と共同してワークショップなどを開催することをお勧めします。1人で実施すると壁に突き当たったり、悩むケースや事態が出て来たりした場合に対処に困ります。リハビリ・マジックは、短期間で効果を期待するのではなくて、根気よくひとつの練習を続けることのほうが大切です。

　ここに問題がひとつあります。

　それは、医療従事者があるひとつのマジックを練習したとき、自分がうまく習得できないから、これは障害者にも無理だと思ってそのマジックの導入を諦めてしまうことです。マジックの場合は、タネ以外の要素が多いため、医療従事者が上手にできなくても、練習を始めてみると、ひとつのことを根気よく練習する障害者のほうが意外に上手になったりするものです。したがって、医療従事者は、自分がマスターできなくても、一応、やり方を障害者に説明して、ある程度練習させてみる試みが重要です。

　マジックは、心理的な錯覚を楽しむ高度なエンターテインメントです。決して、人を欺くとか騙すとか、あるいは、ひそかに財布を抜き取る（そういうショウもありますが）という悪質な技術ではありません。スコッチ＆ソーダの例で言えば、手に握っているはずの銅貨が、いつのまにか銀貨に変わっている、その驚きを楽しむのです。日本人は、どうしても騙されたと思って、知的戦いに負けたと勘違いしがちで、もともと銅貨はなかったのではないかと、しつこく詮索して来ます。あげくの果てには、「もう一回やってみろ」と言うのが常套句です。この場合、もう一回見せることはできません。それは、コインの構造的な理由にもよりますが、仮にできたとしても、相手は、最初に銀貨と銅貨を1枚ずつ見せた段階で、それぞれのコインをつぶさに点検しようとするからです。

俗に、日本で「サーストンの3原則」と呼ばれているマジックの原則があります。サーストンというのは、20世紀前半に主にアメリカ合衆国で活躍したプロ・マジシャンであるハワード・サーストン（1869年―1936年）のことで、彼が提唱したという「サーストンの3原則」なるものが日本では有名です。それは、「(1)これから行なうマジックの内容をあらかじめ観客に説明しない。(2)同じマジックを同じ観客の前で繰り返して演じない。(3)マジックのタネ明かしはしない。」というものですが、これが本当にハワード・サーストンの言ったものかどうか文献的な証拠はありません。しかしながら、この原則は非常によくできていて、マジックを演じる場合にはきわめて有用なものです。たとえば、大きなイリュージョン・マジックのひとつに、ステージで象（本物の象です）を消してしまうマジックがあります。このマジックを始める前に、「これからこの象を消してご覧にいれます」などと言うと、観客の興味は、どうやってあの大きな象を消すのだろうという一点に集中して、ステージの造作やマジシャンの助手の動きなどに神経を拡散させて面白さや驚きが減衰されます。また、このマジックを同じ観客にもう一回行なうとすると、観客は、一度、どのような手順で象が消えたかを知っていますから、象が消える瞬間の動きだけではなく、象が消えるまでの手順の動きに注意を向けることになり、ここでも、より不思議さが減衰することになります。そして、もし、象が消えたタネ明かしをされると、せっかく観客がマジックで消えたと思っていた象が、存外、そうではなかった事実を知ってがっかりします。実に、どのマジックの場合でもそうですが、タネ明かしを知ってもっともがっかりするのは、観客自身なのです。マジックは驚きだけではなく、一種のエンターテインメントですから、これは当然です。そこで、マジックを使ったリハビリテーションにおいても、この3原則を適用することとします。
　ただし、リハビリ・マジックにおいては、マジックそのものよりも、むしろ、リハビリに比重がありますから、少なくとも、医療従事者や障害者同士に対しては、何度も何度もくりかえし同じマジックを練習して見せることは当然で、「サーストンの3原則」は、あくまでも、練習がある程度整って、まったく初めての観客に見せる場合に適用される原則なのです。

7. この本の使い方

　どのマジックを題材にしてリハビリを始めてもかまいません。本書のマジッ

クの順番は、必ずしも、容易な順に掲げられているわけではないからです。というのも、演技の難しさや動きの難しさ、あるいは表現の難易度というのは、それぞれの障害の程度によって異なるからです。さらに、もっと重要な要素は、練習して（リハビリとして）面白いかどうかということです。それには、まず、リハビリを実施する医療従事者が面白いと感じるかどうかです。面白さは、習得したときの喜びにも通じます。したがって、自分が面白いと感じたものから始められてかまいません。

　どのマジックの解説も、関節や筋肉の動きなどに留意して解説してありますし、心の表現やコミュニケーションの訓練についても、それぞれのマジックで独立して完結するように解説されていますので、通読された方の中には、同じような記述、同じような表現、あるいは繰り返しの部分があって、場合によっては冗長に過ぎるように思われるかもしれませんが、それは、上記のような各項独立構造の趣旨ですので、ご容赦ください。むしろ、繰り返して解説してあることこそ、マジックでリハビリを行なう際の要諦であるとご理解いただければ幸いです。

輪ゴムの飛躍（ジャンプ）

[このマジックを演じるのに必要な素材・材料]
①輪ゴム　2本　（色違いが望ましいが、同色でもよい）

1. リハビリとしての情報

　このマジックは、いままで一度もマジックをやったことのない人にとっては、その最初の入口としてふさわしいものです。現象の素晴しさの割には、タネもやり方も簡単で、医療従事者側が容易にマスターできるばかりでなく、障害者にとっても比較的簡単に楽しめるマジックです。

①必要な機能
- 単純な認知能力
- ある程度の機敏さ
- 中程度の手指の伸展
- すべての指を輪ゴムに入れることができる運動機能
- 手指の動きの連動
- マジックで起こっているできごとを相手（観客）に伝える能力

②リハビリの目標
- 自分がやろうとしていることと、そのための順序・手続きの認識と技術の構築
- 手指を握って放す運動の認識と指の動きの程度と伸展の強さのコントロール
- 自分が上手くできたという自己評価と達成感
- 知覚・運動技術の改善。空間の認識と運動の範囲の把握

■ コミュニケーション技術の強化

③その他の注意事項
◆ 手指に浮腫（むくみ）のある場合や手指の末梢循環不全が考えられる場合は、このマジックは適当でない。
◆ 輪ゴムの種類によって、伸展の度合いや力の入れ具合が異なるので、医療従事者のほうで、当該の障害者に適した強度の輪ゴムを選択する必要がある。

④応用
◇ すべての指が伸展できなくても、ある程度は可能である。
◇ 障害者によっては、手の甲か掌側かのどちらかしか観客に向けられない場合があるので、その場合は、観客から結果が見えやすいように行なう。
◇ もし、障害者が片手しか使えない場合は、観客の誰かに、輪ゴムを掛けるのを手伝わせる。
◇ 2つの輪ゴムを使う動作が複雑な場合は、マジックの現象も練習も後述のように段階的に行なう。

2. マジックの実際の現象

[現象]

マジシャンは、観客に調べてもらった2本の輪ゴムのうち、1本の輪ゴム（緑色）を左手の人差指と中指との2本の指に掛けます（図1）。次いで、この輪ゴム（緑色）がその場所から動くことのないように、左手のすべての指に、もう1本の別の輪ゴム（飴色）を交互に捻りながら掛けます（図2）。

介護に役立つ　リハビリ・マジック

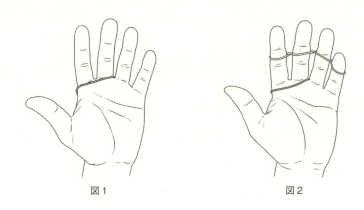

図1　　　　　　　　　図2

　この動かないように固定された人差指と中指との輪ゴム（緑色）が、一瞬のうちに、薬指と小指のほうに移ってしまいます（図3）。

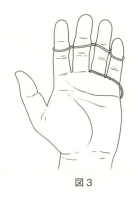

図3

[やり方と原理]

①原理は簡単ですが、タネと原理を述べる前に実際にやってみましょう。まず、2本の輪ゴムを取り出し、観客に仕掛けのないことをよく確かめてもらいます。次に図1のように左手の指先を垂直に立てて、すべての指を上に伸展させます。そうしたら、1本目の輪ゴム（緑色）を左手の人差指と中指に掛けて、指の根元まで深く下ろします。さらにその上に、今度は別の輪ゴム（飴色）を、まず、左手の人差指の上のほうに掛け、一度捻ってから、次は左手の中指に掛け、掛けたら再び捻って、左薬指に掛け、さらに捻って左小指に

掛けます。すなわち、図2のように、互い違いに左右に捻りながら各指に掛けるのです。掛け終った状態が図2です。「緑色の輪ゴムの位置をよく見ていてください」と言います。

② この状態で、今度は、空いている右手の指先で最初に左手の人差指と中指に掛けた輪ゴム（緑色）の手前をつまんで引っ張ります（図4）。

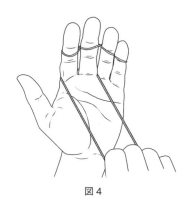

図4

③ 右手で引っ張ってできた輪ゴム（緑色）の「穴」の中に、左手の4本の指先（人差指、中指、薬指、小指）を手前に曲げて入れます（図5）。このとき、左手の親指で、この輪ゴム（緑色）の左側（人差指の側面）の部分を押さえて、動かないように固定しておきます。

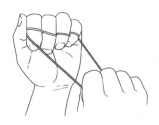

図5

④ この状態から、一旦右手を放し、次いで、左手のすべての指先を一気に伸展させます。緑色の輪ゴムを固定して押さえていた左親指も同時に放します。そうすると、あたかも、緑色の輪ゴムが、飴色の輪ゴムの垣根を飛び越えて、薬指と小指のほうに移ったように見えます（図6）。「ほら？一瞬のうちに緑色の輪ゴムがジャンプしたでしょう？」と言います。

⑤原理としては単純で、飴色の輪ゴムは、左手の親指には掛かっていませんので、緑色の輪ゴムは、左手の中指と薬指の間を支点として左右に回転したに過ぎません（図7）。しかしながら、飴色の輪ゴムの印象によって、あたかも緑色の輪ゴムがジャンプしたように見えるのです。もちろん、こんな説明を観客にする必要はありません。

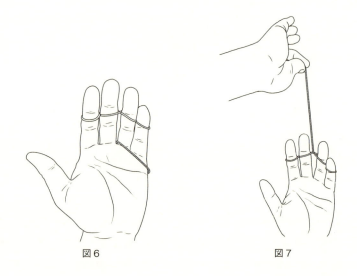

図6　　　　　　　　図7

⑥図5のときに、一旦右手を放して左手の甲だけを見せると、まだ緑色の輪ゴムは、左手の人差指と中指とに掛かっていることを見せることができます。その状態で手の甲を見せながらすべての指を伸展させると、輪ゴム（緑色）が鮮やかに飛び移ったように見えますが、ここでは、そのようなことにこだわらず、掌側から見ても十分に不思議に見えますので、どちら側からでも演じられるように書きました。

[このマジックのリハビリ機能としての目的]

　マジックの全体像を把握したら、個々の動きが、実際にリハビリテーションのどの機能改善に貢献するかを付説しておきます。

1．認知機能

①まず、障害者自身が、このマジックの現象を理解することが最初の一歩です。これは、「認知機能」と呼びます。自分がどのような現象を相手（観客）に見せようとしているのかを認識して理解していなければ、マジックの効果は達成されません。

②次に、輪ゴムが飛び移るという現象そのものが達成できたとしても、それが、日常生活において、なぜ不思議な現象なのかということも、演者（障害者）自身が把握していなければ、そもそもマジックとして成り立ち得ません。

③さらに、ひとつひとつの動きを段階的に相手に認識させる能力も必要です。これは、健常者のマジックにもありがちですが、自分のペースとスピードでマジックを手早く演じてしまい、観ている人（観客）には、いったい何が起こったのか、何が不思議だったのか、わからないということがよくあります。そのような事態を避けるためにも、演技の各段階で、どのようなことが行なわれているのかを演者自身と観客とで確認していく作業が必要です。

2．運動機能

①一本の輪ゴムを、伸展させた左手の人差指と中指の2本の指に右手で掛けることは、健常者にとっては造作もないことですが、このような一見単純に見える作業も、たとえば脳梗塞の後遺症で左右どちらかの手の動きが自由でない者にとっては、非常に困難な作業です。リハビリを行なう医療従事者は、まず、そのことを踏まえ、マジックの目標を段階的なものにします。

②段階の区切り方は、障害の程度によって異なりますが、たとえば、次のようなメニューです。
- テーブルから右手（あるいは左手。以下同じ）の指先で緑色の輪ゴムを掴んで取り上げる。
- 左手の人差指と中指とを伸展させる。
- 右手で掴んでいる緑色の輪ゴムを左手の人差指と中指とに掛ける。
- 左手のすべての指を伸展させる。
- 左手の人差指、中指、薬指、小指の4本の指を伸展させたままそろえる。
- テーブルから右手で2本目の飴色の輪ゴムを取り上げる。
- 左手の人差指、中指、薬指、小指の4本の指を伸展させたまま、やや

離して拡げる。
- ➣ 右手の飴色の輪ゴムを、左手の人差指、中指、薬指、小指に、順に一回ずつ捻りながら掛けて行く。
- ➣ 左手のすべての指を伸展させて、緑色の輪ゴムと飴色の輪ゴムとが掛かっていることを示す。
- ➣ 右手の親指と人差指、中指の指先で、緑色の輪ゴムの掌側の部分を手前に引っ張る。
- ➣ 緑色の輪ゴムで作られてできた輪の中に、左手の人差指、中指、薬指、小指の4本の指を掌側に曲げて入れる。
- ➣ 同時に、左人差指の横の緑色の輪ゴムを左親指で押さえる。
- ➣ 右手の指で掴んでいる緑色の輪ゴムを放す。
- ➣ 左手を拳の状態のまま、緑色の輪ゴムと飴色の輪ゴムとの位置関係とその状態を、よく観客に示す。
- ➣ 左手のすべての指を、一気に伸展させる。
- ➣ 伸展させた左手の指をよく見せて、緑色の輪ゴムが、人差指・中指から、薬指・小指に飛んで移ったことを示す。
- ➣ 右手で、左手の飴色の輪ゴム、緑色の輪ゴムを順に外して観客に手渡し、輪ゴムに仕掛けがないことを確認してもらう。

③以上の各段階では、輪ゴムを掴む指の知覚機能や細かい運動機能が把握・訓練できます。
④また、輪ゴムを指に掛けるときの指の前後の伸展運動やそれを保持するための運動機能、さらには、各指を水平に拡げる細かい運動機能などのチェックと訓練が行なえます。
⑤輪ゴムを捻って掛けるときの右手首の左右の回旋状況の訓練や、左手のすべての指を一気に伸展させる運動機能などのリハビリも同時に行なえます。

3. コミュニケーション技術（機能）のリハビリテーション

①何度も強調しますが、マジックにおいては、観客とのコミュニケーションがきわめて重要です。リハビリテーションで改善を目指すひとつの目標に「コミュニケーション技術の上達」があるからです。これは、脳出血、脳梗塞などの後遺症のような言語系の障害の場合にも適用されますが、もっとも顕著なものは、精神的な障害に起因する場合です。あるいは自閉症などでも、コ

ミュニケーション能力の改善は、非常に重要な要素のひとつになります。
② 「サーストンの3原則」で述べたように、マジックでは、これから展開されることをあらかじめ言う必要はありません。また、その事象がどのようにして行なわれたのかを言う必要（つまりタネ明かし）もありません。これは障害者にとって、最初に負荷や負担のない有利な材料です。黙って輪ゴムを出して、黙って演じればいいのです。演技に驚いた観客は、必ず、「もう一回やってみせてくれ」と言いますが、これも「サーストンの3原則」で拒否できます。
③ では、まったく喋らなくてもいいかというと、これにも段階があります。この「輪ゴムの飛躍」は、もちろん黙ったままで演じることはできますが、これに「観客とのやりとり」、すなわち、コミュニケーションを加味すると、リハビリテーションの訓練にもなり、マジックそのものがさらに素晴らしくなります。
④ 段階的に述べます。できることを訓練して行なうようにします。まず、緑色と飴色の輪ゴムをゆっくりと取り出して、テーブルの上に置きます。観客の目を見ます。このような健常者にとってきわめて単純なことも精神に障害を来している者にとっては大きなハードルを超える作業なのです。
⑤ 輪ゴムをテーブル上に置いて、観客の目を見つめたら、「これから、ちょっと面白いことを見せます」と言います。観客の期待感が高まります。「ここに、2本の輪ゴムがあります。これを使いますので、よく調べてください」と言いつつ、2本の輪ゴムを観客に手渡します。輪ゴムは1本ずつ手渡しても、マジシャンが2本まとめて手渡してもどちらでもかまいません。このように、人に話しかけ、相手に行動を促し、自分も、その行動に参加することが、人とのコミュニケーションの開始にとって重要です。もちろん、そのような言動や呼応した動きのとれない者には、まだ無理をする必要はありません。黙って輪ゴムを観客に差し出すだけでよいのです。
⑥ 観客が点検した2本の輪ゴムは、再び、テーブルの上に戻して置いてもらいますが、このときも、「輪ゴムを調べたら、テーブルの上に置いてください」と言わねば、観客には意思が伝わりません。このような、ひとつひとつのコミュニケーションの手続きが、障害者のリハビリになります。
⑦ 緑色の輪ゴムを取り上げて、左手（もしくは右手。以下同じ）の人差指と中指とに掛けます。掛けたら、左手の手首を左右に回転させて、緑色の輪ゴムがちゃんと2本の指の根元に掛かっていることを示します。「この輪ゴムが、

人差指と中指の2本の指の周りに掛けられているのが見えますね？」と言います。あるいは、「おわかりですね？」とより丁寧な言い方でもかまいません。

⑧次に、飴色の輪ゴムを取り上げて、これを4本の指に交互に捻りながら掛けて行きます。掛けながら、「このように、この輪ゴムで、各指の上に蓋をするのです」と言います。このとき、これで緑色の輪ゴムが動けなくなります、などと余計なことを言ってはいけません。それでは、まるでこれから緑色の輪ゴムを動かすかのように相手に思われるからです。ここでも、「サーストンの3原則」が効いてきます。

⑨飴色の輪ゴムを4本の指に捻りながら交互に掛けて行くのは、実は動作としてはちょっと複雑です。ですから、障害者は、これをゆっくりと行なうように訓練します。先に、指の末梢循環不全や浮腫の障害者を避けるように言及したのは、この過程で、飴色の輪ゴムによって、一定時間、指が絞扼（しめつけられる）されることを想定したからです。

⑩4本の指に飴色のゴムを掛けたら、ここでもう一度、「緑色の輪ゴムはちゃんと人差指と中指に掛かっていますね？」と観客とともに確認します。ひとつひとつの段階で、そのときの状況を確認していくこともコミュニケーション能力では大事な要素です。

⑪緑色の輪ゴムを右手の指先で引っ張り、そこに左手の4本の指を曲げて入れます。左手の親指で緑色の輪ゴムの人差指部分を押さえておくのを忘れないでください。

⑫「ご覧ください」と言って、左手のすべての指を同時に伸展させます。この「同時に」行なうことが障害者には難しい場合があります。何度も練習します。指を伸展させるとき、左親指も伸ばします。このような、各指の屈伸運動が、片麻痺などの後遺症のよいリハビリテーションになります。

⑬「緑色の輪ゴムが、薬指と小指に飛び移りました！」と言います。観客はびっくりします。必ず、「もう一度やってみせてくれ」と言われます。マジシャンとしては、得意げにやってみせたいところですが、我慢します。その代わりに、にっこりと笑います。精神的な障害者にとっては、こういうコミュニケーションが、なかなか難しいところです。

⑭2本の輪ゴムを指から外してテーブル上に置きます。観客が改めたいと言ったら、もちろんOKします。タネ明かしはしません。

復活する輪ゴム

[このマジックを演じるのに必要な素材・材料]
①輪ゴム　1本　（色は問わない）

1. リハビリとしての情報

　輪ゴム1本でできるこのマジックは、きわめて単純ですが、本当に切れた輪ゴムが復活したように見えるので、そういう意味では「優れもの」です。練習中に失敗すると、輪ゴムがはじいてちょっと指の痛いのが難点です。現象は単純で、一度覚えてしまえば、やり方も簡単です。こんな単純なマジックは昔からあると思われがちですが、意外に、近年になって開発されたものです。

①必要な機能
- 輪ゴムと素材の認知能力（輪になっていることや伸縮すること）
- ある程度の機敏さ
- 中程度の手指の屈曲・伸展
- 指で輪ゴムを固定したまま手首を回転する運動機能
- 手指の動きの連動
- 輪ゴムが切れたことを相手（観客）に伝えるコミュニケーション能力
- 輪ゴムが、偶発的に切れてしまったことを表現する能力

②リハビリの目標
- 輪ゴムを扱うために手指が機敏に動くこと
- 手指と連動して手首が回転することとそのコントロール
- 手指が動いて輪ゴムが偶発的に切れてしまったことを表情や動作で表現すること

- 自分が上手くできたという自己評価と達成感
- 手指・手首の運動技術の改善
- コミュニケーション技術の強化

③その他の注意事項
- ◆ 手指に浮腫（むくみ）のある場合や手指の末梢循環不全が考えられる場合は、このマジックは適当でない。
- ◆ 輪ゴムの種類によって、伸展の度合いや力の入れ具合が異なるので、医療従事者のほうで、当該の障害者に適した強度の輪ゴムを選択する必要がある。

④応用
- ◇ すべての指が伸展できなくても、親指と人差指とがある程度動けば、このマジックを行なうことは可能である。
- ◇ 障害の程度によっては、手指と連動して手首が回転しないことがあるので、その場合は、左右の手を替えるとか、あるいは、医療従事者と2人で演じることを練習しても良い。
- ◇ 障害者が片手しか使えない場合も、医療従事者が手伝っても良い。その場合は、手首の回転が必要なほうを医療従事者が担当する。
- ◇ 動作は単純だが、マジックの練習そのものは後述のように段階的に行なうことができる。

2. マジックの実際の現象

[現象]

　マジシャンは、観客に調べてもらった1本の輪ゴムを両手の指先に持って伸縮させ、確かに輪ゴムであることを示します。ところが、伸縮させているうちに、はずみで輪ゴムが切れてしまいます。マジシャンは、「あ、いけない」という表情で切れてしまった輪ゴムを見つめますが、気を取り直しておまじないをかけると、切れた輪ゴムは元通りに復活します。

[やり方と原理]

①切れた輪ゴムが復活するはずはありませんので、このマジックは、あたかも、輪ゴムが切れたかのように見せているだけです。したがって、そこまでの過程が大事で、あとは演技力が必要とされます。まず、1本の輪ゴムを取り出し、観客に仕掛けのないことをよく確かめてもらいます。調べてもらったら、図1のように右手の甲を上にして、右手の親指と人差指とに輪ゴムを掛けます（図1）。輪ゴムは下に落ちないように、右手の親指と人差指とを軽く離して引っ張ります。このとき、右手のほかの指は関係ないのですが、伸展させないで軽く曲げて添えておきます。

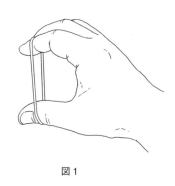

図1

②この状態の輪ゴムに、左手を下から当てがい、左手の親指と人差指とで輪ゴムを下から2本とも掴んで、やや左に引っ張ります（図2）。

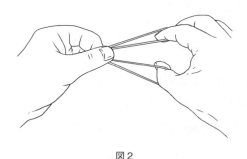

図2

③次の動きがやや難しいかもしれません。図2の状態から、左手で掴んだ2本の輪ゴムはそのままで、右手の手首を時計回りに回転させて、右手の人差指を輪ゴムの下方から、右手の親指のところに差し込みます（図3）。

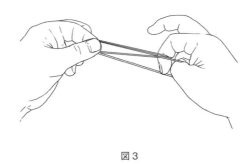

図3

④右手の人差指が、右手の親指にかかっていた輪ゴムまで達したら、右手の人差指で親指にかかっていた輪ゴムを下からひっかけて人差指の第1関節で固定し、右手の親指は放します（図4）。

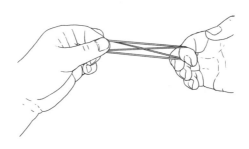

図4

⑤このまま、左右の両指を軽く左右に引くようにすると、輪ゴムの中央に、X字の形ができますから、このうち、Xの右側の、右手の人差指で下からひっかけている部分に、左手の中指を入れます（図5）。

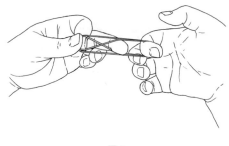

図5

⑥そして、大きく開いた輪ゴムの中央部分の右側に、右手の人差指に加えて右手の中指も下から入れます（図6）。同時に左右の親指を輪ゴムの上に載せて、輪ゴムを保持します。

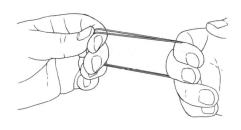

図6

⑦特に、左側は、親指で押さえていないと、輪ゴムが離れてしまいます。このままの状態で、輪ゴムが切れないように注意しながら両方の指を左右に引っ張ると、2本の輪ゴムがくっついて1本のようになって、あたかも1本の輪ゴムを左右の指で持っているように見えます（図7）。これがタネです。

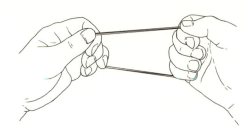

図7

⑧ここまでの動作は、ゆっくりやるのではなく、マジック見せるために、輪ゴムを準備しているような動きです。このままの状態で輪ゴムを観客に見せます。単純に1本の輪ゴムに指をかけて左右に引っ張っている動作です。「輪ゴムはこのように伸縮性があって、伸びたり縮んだりします」と、左右の指の間隔を伸ばしたり縮めたりします。

⑨そして、このとき、突然に、左手の親指を緩めて放すと、あたかも、輪ゴムが切れたよう見えます(図8)。この瞬間、マジシャンは、「あっ」と声をあげます。予期せぬ事態で輪ゴムが切れたかのように演技するのです。

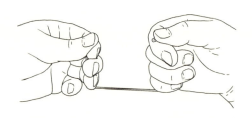

図8

⑩「でも大丈夫です。私はマジシャンですから」と言いながら、両手をそろえて少し揉み、輪ゴムが復活したことを示します(図9)。

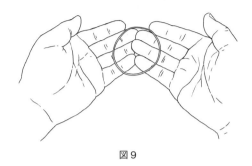

図9

[このマジックのリハビリ機能としての目的]

　単純なマジックですが、それぞれの段階で手指の細かな運動機能が必要になります。個々の動きが、実際にリハビリテーションのどの機能改善に貢献するかを説明しておきます。

1. 認知機能

①マジシャンである障害者自身が、まず、輪ゴムという素材を理解する必要があります。輪ゴムは一定程度伸縮自在ではあるものの、長期間使わないで保存されたものや、出来具合が歪なものは、ゴムの劣化や部分的な不具合を招き、意外に簡単に切れてしまうものであることを理解します。つまり、輪ゴムを普通に手指で扱っても、突発的に切れてしまうのは、決して珍しいことではないのです。

②すなわち、ここで見せようとしているマジックは、輪ゴムを切って元通りに繋ぐことではなく、輪ゴムを手指で弄んでいるうちに偶発的に切れてしまい、それをマジックで元通りに繋ぐ、という演出であり現象であることを理解しなければなりません。

③最初に輪ゴムが切れてないことを見せ、その次には、はっきりと切れてしまったことを見せます。ひとつひとつの動作の確認が重要です。輪ゴムが切れることは日常生活において頻繁に目にする普通のことですが、切れた輪ゴムが、そのままの状態で再び繋がることは、日常では起こり得ないことです。その

現象が、なぜ不思議な現象なのかということも、マジシャン（障害者）自身が把握していなければ、そもそもマジックとして成り立ち得ません。
④さらに、ひとつひとつの動きを段階的に相手に認識させる能力も必要です。これは、健常者のマジックにもありがちですが、自分のペースとスピードでマジックを手早く演じてしまい、観ている人（観客）には、いったい何が起こったのか、何が不思議だったのか、わからないということがよくあります。そのような事態を避けるためにも、演技の各段階で、どのようなことが行なわれているのかをマジシャン自身と観客とで確認していく作業が必要です。

2. 運動機能

①１本の輪ゴムを、甲を上にした右手の親指と人差指とに掛けて、やや伸展させることは、健常者にとっては造作もないことですが、このような一見単純に見える作業も、たとえば脳卒中や脳梗塞などの後遺症で手指の動きが自由でない者にとっては、非常に困難な作業です。リハビリを行なう医療従事者は、まず、そのことを踏まえ、マジックの目標を段階的なものにします。
②段階の区切り方は、障害の程度によって異なりますが、たとえば、次のようなメニューです。
- テーブルから右手（あるいは左手。以下同じ）の指先で輪ゴムを掴む。
- 輪ゴムを両手で伸展させて観客に示す。
- 右手の甲を上にする。
- 右手の親指と人差指とに輪ゴムを掛ける。
- 右手の親指と人差指とをやや伸展させて、輪ゴムを張る。
- 左手の親指と人差指とで右手の輪ゴムの中央部を掴む。
- 左手で掴んだ輪ゴムを左方向に引っ張る。
- 右手首を時計方向に回転させる。
- 右手の人差指を親指で引っかけている輪ゴムの中に下から入れる。
- 右手の人差指を下から入れたら右手の親指は放す。
- 左手の親指はしっかり輪ゴムを押さえる。
- 輪ゴムの中央にできたＸ部分の右側に左手の中指を下から入れる。
- 左手の中指を左側に引っ張る。
- 右手の親指を上から輪ゴムの上に置く。
- 輪ゴムを左右に引いて、１本の輪ゴムのようにする。

- ➢ この状態の輪ゴムを観客に示す。
- ➢ 左手の親指で押さえている輪ゴムを放す。
- ➢ 輪ゴムが切れたかのように見える。
- ➢ 両手を合わせて、両手の中で輪ゴムを揉む動作を行なう。
- ➢ 両手を開いて輪ゴムが復活していることを示す。

③以上の各段階では、輪ゴムを掴む指の知覚機能や関節の屈曲・伸展などの細かい運動機能が把握・訓練できます。

④また、輪ゴムを指に掛けるときの指の前後の伸展運動やそれを保持するための運動機能、さらには、手首を回転するなどの運動機能や動きを連動する能力などのチェックと訓練が行なえます。

⑤輪ゴムを左右に引っ張るときの力加減なども運動機能のリハビリになります。

3. コミュニケーション技術(機能)のリハビリテーション

①このマジックで重要なことは、輪ゴムを示しているうちに、輪ゴムが偶発的に切れたという演出をとっていることです。すなわち、輪ゴムのマジックを始める前に輪ゴムが切れてしまった、という演出です。観客は、マジシャンに同情して、このときに、一瞬緊張が緩みます。このことが、次の輪ゴムの復活へのクライマックスに繋がるのです。

②特に演技のための言葉は必要としませんが、「輪ゴムは伸縮自在です」とか、「こうやったら伸びます」などの台詞は必要です。特に、脳出血・脳梗塞などの後遺症のような言語系の障害の場合には、こうした単純な台詞も困難ですので、それに代わる手段として、輪ゴムをはっきりと示すなどの行為が必要です。さらに、精神的な障害に起因する場合や自閉症などでも、言葉で行うコミュニケーション能力の改善は、非常に重要な訓練のひとつになります。

③「サーストンの3原則」で述べたように、マジックでは、これから展開されることをあらかじめ言う必要はありませんので、「切れた輪ゴムが目の前で復活します」などという必要はありません。しかしながら、材料である輪ゴムを出して、伸縮することを見せる必要はありますし、切れたときに、マジシャン自身が困惑して見せる表情の演出は必要です。切れた輪ゴムが復活した現象に驚いた観客は、必ず、「もう一回やってみせてくれ」と言いますが、これは、「サーストンの3原則」で拒否できます。

④この「輪ゴムの復活」は、もちろん黙ったままで演じることもできますが、

やはり、言葉の持つコミュニケーション能力があると効果は倍加します。「観客とのやりとり」、すなわち、コミュニケーションを加味すると、リハビリテーションの訓練にもなり、マジックそのものがさらに素晴らしくなります。

⑤段階的に述べます。できることを訓練して行なうようにします。まず、1本の輪ゴムを取り出して、テーブルの上に置きます。観客の目を見ます。このような健常者にとってきわめて単純なことも精神に障害を来たしている者にとっては大きなハードルを超える作業なのです。

⑥輪ゴムをテーブル上に置いて、観客の目を見つめたら、「これは輪ゴムです。これからちょっとした面白いことを見せます」と言います。観客の期待感が高まります。「まず、この輪ゴムをよく調べてください」と言いつつ、輪ゴムを観客に手渡します。人に話しかけ、相手にも行動を促し、自分も、その行動に参加することが、人とのコミュニケーションの開始にとって重要です。もちろん、そのような言動や呼応した動きのとれない者には、まだ無理をする必要はありません。黙って1本の輪ゴムを観客に差し示すだけでよいのです。

⑦観客が点検した輪ゴムは、再び、テーブルの上に戻して置いてもらいますが、このときも、「輪ゴムを調べたら、テーブルの上に置いてください」と言わねば、観客には意思が伝わりません。このような、ひとつひとつのコミュニケーションの手続きが、障害者のリハビリになります。

⑧テーブル上の輪ゴムを取り上げて、右手（もしくは左手。以下同じ）の甲を上にして親指と人差指とに掛けます。掛けたら、右手の親指と人差指とをやや張って輪ゴムをしっかりと観客に示します。

⑨再び、右手を甲が上になるようにします。右手の親指と人差指は、下へ向くことになります。左手の親指と人差指とで輪ゴムの中央部を掴んで左方向へ引っ張ります。観客には、まだマジシャンが準備しているのだと思わせなければなりません。「まだ準備中です」などと余計なことを言う必要はありません。このあたりの作業は、僅か数秒のうちに終わるからです。

⑩マジックの実際の演技としては、以下の動作は、まさに数秒で行なうのですが、これはリハビリですから、障害者は、これをゆっくりと行なうように訓練します。先に、指の末梢循環不全や浮腫の障害者を避けるように言及したのは、この過程で、輪ゴムによって、一定時間、指が絞扼（しめつけられる）される可能性があるからです。

⑪右手首を回転させて右手の人差指を親指の輪ゴムに下から入れ親指は放しま

す。できた X 字部分の右側に、今度は、右手の中指を下から入れて、輪ゴムを左右に引っ張ります。左手の親指で輪ゴムを押さえておくのを忘れないでください。

⑫輪ゴムを左右に引っ張りながら、右手の親指も輪ゴムに添えます。そして、「さて、この輪ゴムを・・・・」と言って、その瞬間に、左手の親指の力を緩めると、あたかも輪ゴムが途中で切れたように見えます。このとき、右手の指先に輪ゴムの端が出て来ますが、これを右手親指で隠します。これは必須の動作ではありませんが、輪ゴムが切れたはずなのに、輪ゴムの断端ではなく輪の部分が見えますので、できれば、親指で隠したほうがいいのです。

⑬マジシャンは、同時に、「あっ・・・」と言って、図らずも輪ゴムが切れてしまったような表情をします。

⑭「でも、大丈夫です」と言いながら、両手を合わせて揉み、両手を開いて、復活した輪ゴムを観客に示します。観客は、いま目の前で切れたばかりの輪ゴムが元通り繋がって復活したので、大いに驚きます。観客がその輪ゴムを改めたいと言ったら、もちろん OK します。タネ明かしはしません。

介護に役立つ　リハビリ・マジック

四次元の紐

[このマジックを演じるのに必要な素材・材料]
①色の異なる靴紐　２本　（解説では赤と黒とを使っている）
②やや厚手のハンカチーフ（紳士用などの大判のもの）　１枚　（透けないものであれば無地でも柄物でもよい）

1. リハビリとしての情報

　このマジックは、タネの解説を読むと、こんなことで、観ている観客は本当に不思議に思うのか、と思われますが、マジックでは、そういうことが往々にしてあります。このマジックの解説は最初からタネが詳細に明らかになっているので、読んでいるほうは、あまりにもタネが単純で、こんなことはすぐに観客にわかってしまう、と早合点してしまいがちです。マジックのタネは、実は単純なほど優れているのです。今回扱うマジックも、ここでは色の異なる靴紐とハンカチーフを使って演じますが、靴紐を紅白のロープにして、ハンカチーフを木製の箱にした手品用具がアメリカで販売されていて、それは、なんと395ドル（約42,000円）もします。ただし、この箱には、ほかにも仕掛けがあって、ここに紹介するマジックだけではなくて、まったく別のマジックも演じることができるので、そのような販売価格になっているのです。しかしながら、前半部分のマジックは、まったく同じ現象ですし、タネもまったく同じです。マジックの効果が絶大であるにもかかわらず、実際の手指の動きがあまりないので、最初にリハビリとして試みるマジックとしては適しています。また、現象そのものが、単純明快なので、その点でもマジックとしては適しています。もちろん練習は必要ですが、秘密の操作が、観客から見えないハンカチーフの下で行なわれるので、多少時間がかかっても怪しまれませんし、ゆっくり落ち着いてクライマックスの準備ができるので、手指の動きの不自由な障害者や知

的障害者にも適しています。しかも、このマジックはタネがわかっているのに、演じているマジシャン自身にとっても、かなり不思議な印象の残る珍しいものです。

① 必要な機能
- マジックに使う素材（靴紐やハンカチーフ）を認知する能力とそれを観客に示す表現力
- 紐を持ち上げてテーブル上に置く手指の運動機能
- ハンカチーフを紐の端が出るように配慮して上から紐の上に掛ける判断能力と動作
- ハンカチーフの下で紐をセットする手指の運動機能
- 紐とハンカチーフとを同時に指で押さえて持ち上げる手指の動きの連動
- 持っている手指からハンカチーフだけを落下させる手指の運動機能
- 起こった現象を観客に認識させるコミュニケーション能力

② リハビリの目標
- マジックに使う素材（2本の紐とハンカチーフ）を扱える手指の動き
- ハンカチーフを紐に被せる際の目測や認知能力と紐の先端のセットを行なう手指の運動機能
- ハンカチーフの下で、2本の紐のセットが滑らかにできる手指の運動機能
- 紐とハンカチーフとを同時に持ち上げる手指の運動機能
- ハンカチーフだけを落下させる選択的運動機能
- 繋がっている紐を示す表現技術の訓練
- 手指・手首の運動技術の改善
- 起こっている現象を観客に認識させるコミュニケーション技術の強化

③ その他の注意事項
- ◆ 離れていた紐が繋がるという、やや複雑な現象なので、マジックの現象の前と後との違いを明確に示す必要がある。
- ◆ ハンカチーフの下での紐のセットが、このマジックのほとんどすべてであるので、その部分を医療従事者が代行するのは適していない。
- ◆ 紐とハンカチーフとを持ち上げて、ハンカチーフだけを落とす動きが、

やや複雑でできない場合は、そのまま、紐を両手に持って、繋がった部分の下の絡まりを観客に悟られないようにしてハンカチーフの下から抜き出すのはひとつの見せ方である。

④応用
- ◇ すべての手指の動きが完全でなくても、秘密の動作はハンカチーフの下で行なわれるので、手指がある程度動けば、このマジックを行うことは可能である。
- ◇ 障害の程度によって、動きの難しい部分がある場合は、その部分だけ医療従事者が補って演じることを練習しても良い。
- ◇ 障害者が片麻痺などで、片手しか使えない場合も、医療従事者がある程度手伝えば、このマジックを演じることは可能である。
- ◇ マジックの練習そのものは後述のように段階的に行なうことができる。

2. マジックの実際の現象

[現象]

マジシャンは、観客に調べてもらった2色の靴紐（もしくはロープ）をそれぞれ2つ折りにしてテーブルの上に置きます。2本の紐の間は少し離し、曲がった中央部分はマジシャン側、端の部分は観客側を向くようにして置きます（図1）。次に、この上に、ハンカチーフを上から被せますが、紐の観客側の両端は、常にハンカチーフの外側に出ていて、観客からも見えるようにして置きます。この状態で、マジシャンは、両手をハンカチーフの下に入れて、何か作業をします。この動作は、観客からは見えません。しばらくしたら、マジシャンは、ハンカチーフの下から、2本の紐の中央部が連結していることを見せます（図2）。驚いたことに、紐の両端は、依然として、ハンカチーフの下から見えたままです。このままの状態で、紐とハンカチーフとを一緒に上に持ち上げ、ハンカチーフだけを落下させると、確かにマジシャンの両手には、中央部が連結した2本の紐が示されています（図3）。

四次元の紐

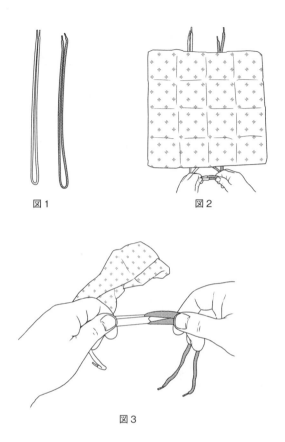

図1　図2

図3

[やり方と原理]

①演じているマジシャン自身も不思議な気持ちになりますが、原理はいたって単純です。確かに、2本の紐（ロープ）の両端は、終始、ハンカチーフの下から外に出ていて、観客の目にも触れているのですが、紐とハンカチーフを一緒に持ち上げて、ハンカチーフを落下させる、その瞬間に、紐の両端が観客の目から隠れます。その一瞬の間に、すべての秘密動作が行われているのです。

②2色の紐を取り出し、観客に充分に調べてもらいます。もちろん、紐に仕掛けはありません。解説の便宜のため、ここでは赤と黒の2本の靴紐を使います。靴紐は、革靴用の細いものよりもスニーカーなどに使うやや幅広のものが観客に現象が見やすくて適しています。

③2本の紐をそれぞれ2つ折りにして、テーブルの上に並べて置きます。曲げた中央部がマジシャン側で、先端のほうは、観客側になるように置きます（図4）。

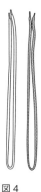

図4

④紐を置いたら、今度はハンカチーフを取り出し、これも観客に調べてもらいます。ハンカチーフは、透けて見えない厚手の紳士物を使います。図では、シルクのやや厚手のハンカチーフを使っています。観客が改めたら、このハンカチーフをテーブルの上の2本の紐に上から掛けますが、このとき、折れ曲がった中央部分はハンカチーフの中に隠れるようにしますが、紐の先端部分（4箇所）は、ハンカチーフから外へ出て、観客から常に見える状態にしておきます（図5）。

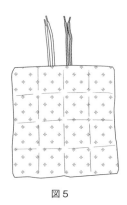

図5

⑤ハンカチーフを被せたら、いま、どのような状態になっているか口頭で説明

します。すなわち、「2本の紐は、それぞれ、2つ折りにされてテーブルの上に置かれています。紐の端はご覧の通りハンカチーフの外に出ていますから、ずっと見えています。いいですね？」と観客に状況の理解の念を押します。この段階で、観客が、少しでも怪訝な顔をしたら、もう一度、ハンカチーフを取り除いて、2本の紐の状況を確認させてもいいです。

⑥「それでは、ちょっと仕掛けをしますが、紐の4つの先端が、常にハンカチーフの中から外に見えていることに注目してください。」と言います。

⑦ここで、実際に、ハンカチーフの下でひそかに行なう作業について解説します。解説のためにハンカチーフは取り除いてあります。解説の便宜上、向かって左側に赤い靴紐、右側に黒い靴紐があると仮定します。紐の4つの先端は、ハンカチーフの外側に見えていることを忘れないでください。まず右側の黒い紐の左の1本を摘んで、左側の赤い紐の右側の1本の上に2cm載せます（図6）。ここで一旦、指は放します。

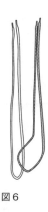

図6

⑧次に、交叉した部分の下側の赤い紐を摘んで、これを左側に折り返すようにします。指を退けた形をよく見てください（図7）。この状態で一旦両手を外に出します。

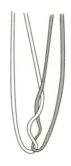

図7

⑨以上の動作は両手をハンカチーフの下に入れて行ないます。紐を摘まむのは、右手の指先でも左手の指先でも、マジシャンの操作しやすいほうの指にします。そして、空いた一方の指は、2本の紐の4つの端がハンカチーフの外にいつも出ているように、紐の動きやハンカチーフの動きを調整します。「紐の端は、ずっと見えていましたね」と言います。

⑩再び、両手をハンカチーフの下に入れ、赤い紐と黒い紐とが交叉してあたかも繋がっているように見える部分を、それぞれ左右の指先で掴みます（図8）。この図もまだハンカチーフを取り除いたままです。

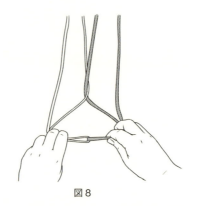

図8

⑪2本の紐の繋がった部分（繋がっているように見える部分）を外に出しつつ、空いている他の指、すなわち中指の背や薬指や小指で、ハンカチーフの端を押さえます（図9）。この図は、ハンカチーフの下で作業が終って、両手を

出して来た図です。

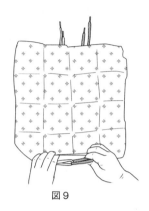

図9

⑫このまま、2本の紐とハンカチーフとをマジシャンの身体の前に持ち上げます。と同時に、ハンカチーフを落下させながら、両手を左右に引いて、2本の紐の繋がっている部分を大きく観客に示します（図10）。タイミングが重要です。実際は、紐の先端がハンカチーフの中でひそかに交叉しますから、その動きが観客にわからないように、ハンカチーフを落としながら、2本の紐を左右に引く動作を行わねばなりません。ただし、実際にやってみればすぐにわかりますが、あまり、このことに気遣う必要はありません。

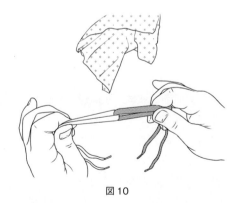

図10

⑬観客に、確かに2本の紐が繋がっていることを示します。紐の先端は、ずっとハンカチーフの外に見えていたのに、紐が中央部分で繋がっているので観客はとても不思議に思います。

［このマジックのリハビリ機能としての目的］

　手指の運動がそれほどありませんし、マジックとしての効果は絶大ですので、ぜひ、練習していただきたいものです。そうはいっても、ハンカチーフの下などでは、かなり細かな手指の作業が要求されますし、ハンカチーフを持ち上げる際にも手指の微妙な感覚が重要になります。それでは、個々の動きが、実際にリハビリテーションのどの機能改善に貢献するかを説明しておきます。

1．認知機能

①使用している素材が、靴紐もハンカチーフも日常的に使われる仕掛けのないものであることをマジシャンである障害者自身も観客も認識します。そのためには、実際に手にとって調べてもらうことが手続としては簡単です。

②このマジックの主眼は、まったく別個に離れていた２本の靴紐が瞬時に繋がることです。もし、本当にそんなことが可能なら、ハンカチーフで覆う必要はありませんし、もっと極端なことを言うと、それぞれの両端を縛ってしまった赤い輪と黒い輪とにして繋いで見せればいいことで、そのように見せないところに錯覚の面白さやマジックの醍醐味があるのです。マジックは、超能力ではありません。つねにタネがあります。しかし、そのタネは巧妙に隠されているのです。

③２本の紐の先端が、ずっとハンカチーフの外に見えていることが重要です。観客は、ずっと、そのことに関心を持っています。ところが、両端が見えていたにもかかわらず、いつのまにか、マジシャンの手によって、２本の紐はつながっていることを見せられます。観客は、「あれ？」と思うのと同時に、張り詰めていた緊張感が緩みます。マジシャンがハンカチーフを落として紐を左右に引っ張るのは、このときです。すでに観客の注意力は散漫になっているときです。

④これは現象として決して複雑なマジックではありません。しかしながら、マジシャンが何をやっているのかを、ひとつひとつ確認しながら演技を進めて行かないと、健常者のマジックにもありがちですが、自分のペースとスピードでマジックを手早く演じてしまい、観ている人（観客）には、いったい何が起こったのか、何が不思議だったのか、わからないということがよくあり

ます。そのような事態を避けるためにも、演技の各段階で、どのようなことが行なわれているのかをマジシャン自身と観客とで確認していく作業が必要です。

2. 運動機能

① 2本の紐を改めてもらったら、1本ずつ中央で折ってテーブル上に並べる動作がマジックの始まりですが、このとき、あとからハンカチーフを上から被せて、2本の紐を操作しなければなりませんから、あまり離れていてはハンカチーフの下で準備しにくいし、かといって、2本の紐の距離があまり近すぎては観客の疑惑を招いてしまいます。このように、この後で展開される作業のことを考えながら2本の紐をテーブル上に置きます。常に、全体像の中で、いま自分がやっていることの意味を考えて動きを行なうことが重要です。

② このような一見単純に見える作業も、たとえば脳卒中や脳梗塞などの後遺症で手指の動きが自由でない者にとっては、非常に困難な作業です。リハビリを行なう医療従事者は、まず、そのことを踏まえ、マジックの目標を段階的なものにします。

③ 段階の区切り方は、障害の程度によって異なりますが、たとえば、次のようなメニューです。

- ➢ 両手に赤の紐と黒の紐とを持って観客に示し、次いで、その紐をそれぞれ観客に改めさせる。観客が2本の紐を充分に改めたら、それらを観客から受取る。
- ➢ 2本の紐をそれぞれ中央で2つ折りにしてテーブルの上に並べる。折れ曲がっている紐の中央部がマジシャン側で、先端部分が観客側である。
- ➢ ハンカチーフを取出して、観客に改めてもらう。
- ➢ 返してもらったハンカチーフをテーブル上の2本の紐に上から被せる。ただし、2本の紐の4箇所の先端部分は、つねに、ハンカチーフから外へ見えている状態にする。一方、折れ曲がった紐の中央部分は、ハンカチーフの下になってマジシャンからも観客からも見えない。
- ➢ 両手をハンカチーフの下に入れる。
- ➢ 右手の指先で、右側の黒の紐の左側を摘まんで、左側の赤の紐の右側に重ねる（図11）。図はわかりやすいようにハンカチーフを除いてあるが、

介護に役立つ　リハビリ・マジック

実際は、ハンカチーフの下でひそかにこの動きを行なう。
➢ さらに右手で、いま重ねた黒の紐のすぐ下側になっている部分の赤の紐を摘まんで左側に折る（図12）。

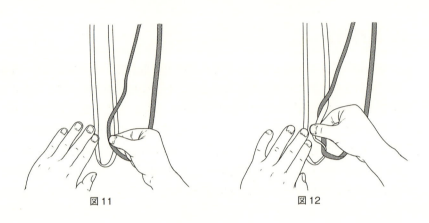

図11　　　　　　　　　　　　　図12

➢ 両手の指先で、紐の中央部分が繋がっているように見える箇所を掴む（図13）。

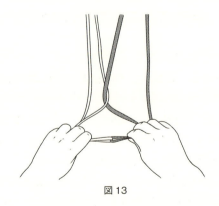

図13

➢ 左右の指先で、それぞれ紐とハンカチーフの上端をはさんで上方に持ち上げる。
➢ 持ち上げながら、ハンカチーフを落下させ、紐を持っている左右の指先をやや離すように左右に引く。
➢ 2本の紐が、完全に繋がっていることを観客に示す。

③以上の各段階では、2本の紐を一定の間隔でテーブル上に置く動作や、ハンカチーフを紐の先端にかからないように紐に被せる動きの中で、手首や指の関節の屈曲・伸展などの細かい運動機能が把握・訓練できます。
④さらに、ハンカチーフの下で行なう秘密の作業は、多少時間がかかってもかまいませんので、両手の指先で準備するこのマジックの核心です。この場合、マジシャンがハンカチーフの中を覗きながら作業を行なうのはまったくかまいません。堂々と確実に準備してください。手指を細かく動かすなどの運動機能や動きを連動する能力などのチェックと訓練が行なえます。
⑤クライマックスでハンカチーフだけを落としたり、繋がった2本の紐を左右に引っ張ったりするときの力加減なども運動機能のリハビリになります。

3. コミュニケーション技術（機能）のリハビリテーション

①このマジックの現象はとても強烈です。しかし、そこに至るまでの過程を順序よく観客に理解してもらわないと、せっかくのクライマックスが100％生かされません。これは、繋がるはずのない2本の紐が繋がる不思議な現象です。したがって、繋がるはずのない2本の紐のセットを観客によく理解してもらわねばなりません。だからといって、「これから繋がるはずのない2本の紐を繋げてみせます」などというのは愚の骨頂です。「サーストンの3原則」にも反します。したがって、これから行なうことを説明せずに、「2本の紐の端がハンカチーフの下からずっと見えていることに注目してください」と目的不明な説明をしなくてはならないのです。もちろん、観客には、後になってそのことの意味がわかります。2本の紐の先端が、ずっと見えていたにもかかわらず、紐は、中央部で繋がったのです。実際、そのように見えなければなりません。そして、そのためのコミュニケーション技術を養います。
②たとえば、言葉で、「赤い紐と黒い紐をテーブルの上に置きます」と説明し、「2本の紐の先端部分がつねに見えていることに注目してください」と言っても、観客には、まさか、この2本が目の前で繋がるなどとは思いもよりません。したがって、特に言葉は必要としないのではないかと言われれば、積極的な反論はできません。ただし、その代わりに、2本の紐をはっきりと示し、ハンカチーフを掛けて、両端を常に出しておく、などの確認を動作で示すことが言葉以外のコミュニケーションでは重要です。特に、脳出血・脳梗塞など

の後遺症のような言語系の障害の場合には、こうした単純な台詞も困難です。さらに、知的障害者や精神障害者などにおいても、言葉以外で行なうコミュニケーション能力の改善は、非常に重要な訓練のひとつになります。

③段階的に述べます。まず、赤と黒との2本の紐を取り出して、テーブルの上に置きます。観客に2本の紐であることを示します。このような健常者にとってきわめて単純なことも精神に障害を来たしている者にとっては大きなハードルを超える作業なのです。

④2本の紐をテーブル上に置いたら、「これは赤と黒の紐です。これからちょっとした面白いことをご覧にいれます」と言います。ここで、ハンカチーフを取出します。「この紐やハンカチーフには何も仕掛けがありませんが、調べたいですか？」と訊きます。観客が調べたい、と言ったら、2本の紐とハンカチーフを観客に手渡します。調べても何も特殊な仕掛けはありませんので安心です。このように、人に話しかけ、相手にも行動を促し、自分も、その行動に参加することが、人とのコミュニケーションの開始にとって重要です。もちろん、そのような言動や呼応した動きのとれない者には、まだ無理をする必要はありません。黙って2本の紐をテーブル上に置くだけでよいのです。

⑤観客が点検した2本の紐は、再び、テーブルの上に並べて置きます。ハンカチーフは脇に除けておきます。このときも、「紐を調べたら私に返してください。ハンカチーフは、しばらく使いませんので、ここに置いておきます」と説明せねば、観客には意思が伝わりません。このような、ひとつひとつのコミュニケーションの手続きが、障害者のリハビリになります。

⑥テーブル上に2本の紐をセットしたらハンカチーフを上から掛けます。「こうすると紐のほとんどはハンカチーフの下になって見えなくなりますが、2本の紐の端だけは、つねにこのようにハンカチーフから出ています」と言います。そして、そのようにします。

⑦「2本の紐の端が、ずっとハンカチーフの外に見えていることに注意してください」と言いながら、両手をハンカチーフの下に入れて、まず、Uの字になった黒の左側の紐をやはりUの字になっている赤の右側に載せます。続いて、重なった黒の下にある赤をちょっと右へ引き出して左側に折り返します。これで、赤い紐と黒い紐とがあたかも繋がっているように見える部分ができます（図14）。これは、文章で書くと長いですが、動作としては、ほんの数秒です。

四次元の紐

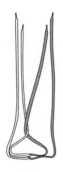

図14

⑧赤黒2本の紐の繋がりの部分を左右の指先に持って、ハンカチーフの手前から外に出します（図15）。まず、観客には、いったい何が起こったのかわからないのと、どうして紐の先端がハンカチーフの外に出ていたのに、中央部が繋がっているのか思考が混乱します。実は、この時点で、2本の紐の中央部が繋がっているのだと認識できる観客は、健常者の観客であっても少数派です。大多数の観客は、マジシャンがいったい何をやっているのだろうと訝しく思っているだけで、まだ、不思議な現象が行われているとまで認識するに至っていないのが現実です。

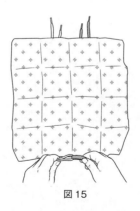

図15

⑨このまま、ハンカチーフの手前の端（結果として上端）を左右のほかの指で押さえて、上に上げます。このとき、実際は、ハンカチーフの動きの影に隠れて、赤い紐と黒い紐の先端部分は交差するのです。しかし、この動きに気

47

付く観客はほとんどいません。「あれ？端が見えていたのに、2本の紐は繋がっていますよ？」と言います。
⑩理想的な形として、ハンカチーフの上端から、左右の指で持った2本の紐の繋ぎ目が見え、ハンカチーフの下端からは、2本の紐の先端が見えていることです（図16）。

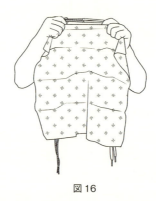

図16

⑪この状態から、「ご覧ください」と言って、ハンカチーフを落下させて、同時に、左右の紐をもう少し左右に引っ張ります。そうすると、確かに、赤と黒の紐とが、ずっと端が見えていたにもかかわらず、中央部の連結しているのが見えます。きわめて不思議ですが、観客の中には、何が不思議なのかわからない人がいますので、紐の端をもう一度強調して、「この2本の紐の端は、ハンカチーフの外にずっと見えていましたよね？」と念を押します。しばらくすると、多くの観客に、この現象の不思議なことが少しずつ理解されます。

不思議な二本のロープ

[このマジックを演じるのに必要な素材・材料]
① 木綿のロープ　長さ２メートル程度の同色のもの　２本　（色は問わないが、白か黄色のような淡い色が適している。）
② 長さ30㎝程度の木製の棒　１本　（これは、マジックに汎用されるマジック・ウォンドを想定しているが、マジック・ウォンドである必要はまったくなく、扇子や菜箸などでも充分に代用できる。ただし、本書の図はマジック・ウォンドである。）
③ ハンカチーフ　60㎝角程度のもの　４枚　（マジック用のシルクのハンカチーフが柔らかくて良いが、市販のスカーフなどでも良い。無地でも柄物でも良い。）
④ リング（輪っか）　直径30㎝程度のもの　４つ　（曲芸用のプラスチック製の輪が市販されているが、それでなくても、丸いつなぎ目のない輪なら何でも良い。材質は金属でも木製でも樹脂製でもかまわないが、障害者が扱うことを考えると、軽い樹脂製が適している。）

1. リハビリとしての情報

　すぐ目の前の観客に演じるのは「クロース・アップ・マジック」という分野です。一方、比較的大勢の観客にも見えるように、ステージのような場所で演じるのは、そのものズバリの「ステージ・マジック」と呼ぶこともありますが、場所に応じて、「サロン・マジック」や「プラットフォーム・マジック」などとも呼ばれています。結婚式の披露宴などで演じられるマジックは、まさに、大勢の観客に見えなければなりません。したがって、輪ゴムのマジックのようなものは適していません。本書でも、広い会場で大勢の観客にも見えるマジックをいくつか取り上げています。この「不思議な二本のロープ」は、素材が手

に入りやすいもので構成されているのと、特にステージのような高い場所でなくても、デイケアや通所リハビリ施設などの比較的広いフラットな場所で演じることのできるのが特徴です。立って演じることもできますし、車椅子に座ったままで演じることもできます。マジックとしての難易度は、一箇所を除いて、ほとんど難しい部分はありません。しかも、かなり大きな運動機能が要求されますから、手首や手指はもとより、身体全体のリハビリには非常に適しています。現象がわかりやすくて派手なので、観客受けもします。

①必要な機能
- マジックに使う素材（ロープやハンカチーフやリング）を認知する能力とそれを観客に示して理解してもらう説明力
- マジックに使う品物を、使う順に整理してテーブル上に並べて置く脳の統合調整能力
- ウォンドにロープを２本かける運動機能
- ２本のロープをウォンドに縛る際の秘密の動作の運動機能
- ２人の観客に手伝ってもらうコミュニケーション能力
- ロープにハンカチーフを結ぶ手指の運動機能
- ロープにリングを通す運動機能
- ロープを観客と一緒に扱うコミュニケーション能力
- クライマックスに向けての説明能力
- クライマックスの見せ方の能力
- 演技終了後の用具の片付けの訓練

②リハビリの目標
- マジックに使う素材（ウォンド、ロープ、ハンカチーフ、リング）を扱える手指の動き
- ２本のロープをウォンドに縛り付けるときに自然の動きができるような身体の動きと手指の運動機能
- ２人の観客に手伝いを頼むときのコミュニケーションの能力
- ロープにハンカチーフを円滑に結びつける手指の運動機能
- ロープにリングを通す運動機能
- 観客から１本ずつのロープをもらって結ぶコミュニケーション能力
- 身体の動きや手指・手首の素早い運動技術の訓練

■ 現象を観客に認識させるコミュニケーション技術の強化

③その他の注意事項
◆ マジックの過程がたくさんあるので、いま、マジシャンがいったい何をやっているのか観客にもわかる説明能力が必要である。
◆ このマジックでは、ロープから外れるはずのないハンカチーフやリングが外れるので、そのこと自体が不思議なのだが、この「外れるはずのない」という認識を観客にしてもらうことが重要なので、過程をゆっくりと演じて強調しておく技術が要る。
◆ ２人の観客の手伝いを頼むのが困難なときは、医療従事者が手伝っても良い。実際の職業マジシャンの中には、２つの椅子を使って、まったく観客の協力を仰がないやり方を行なっているものもいるが、このリハビリでは、そのやり方は煩雑になるので取り上げなかった。

④応用
◇ このマジックに使う素材は、ロープでなくても、やや細めの真田紐のようなものでも可能である。ロープの材質も木綿に限ったものでもなく、アクリル製のロープでもできる。また、シルク・ハンカチーフやスカーフ、あるいはリングでなくても、物体として空間が閉じているものであれば、たとえば、腕輪（ブレスレット）やマグ・カップの把手などでも可能である。ロープに通す品物は最後に床に落とす演出の場合は、傷が付いたり壊れたりしない物にしなければならないのは言うまでもない。また、鋏の持ち手などは物体として確かに空間は閉じているので使えないことはないが、扱いや落下したときの安全性が担保できないので使わない方が賢明である。
◇ 車椅子に座ったままでも、このマジックは充分に演じることができる。手伝ってもらう観客が２人とも車椅子であることも可能である。一時的に手を放さなければいけないときは、そのときだけ医療従事者が手伝って演じることを練習しても良い。
◇ 片麻痺などの障害者で、片手しか使えない場合も、医療従事者がある程度手伝えば、このマジックを演じることは可能である。
◇ マジックの練習そのものは後述のように段階的に行なうことができる。

2. マジックの実際の現象

[現象]

　マジシャンは、2本の長いロープをマジック・ウォンドに結びつけます。次に、2人の観客にお手伝いをお願いして、ロープの両端をそれぞれ持ってもらいます。この2本のロープをピンと張ると、中央にマジック・ウォンドが結びつけてあり、左右の2つの両端はそれぞれ2人の観客が持っていることになります。マジシャンは、この2本のロープに、マジック・ウォンドを中心にして、左右均等に、まず、何枚かのシルク・ハンカチーフを結びつけて行きます。次いで、リングをロープの左右にそれぞれ通し、そのほかにも品物があれば、それを同じようにロープに通します（図1）。

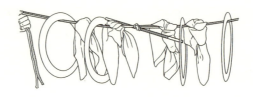

図1

　もちろん、この状態から、シルク・ハンカチーフやリングが2本のロープから抜け出ることは考えられません。マジシャンは、ここで、左右の観客から、持っている2本のロープの内、任意の1本をマジシャンに渡してくれるように言います。マジシャンは、「念のために」と言いながら、いま渡されたロープをさらに1回結びます。結んだら、ロープは、再び、左右の観客に返します。いま、2本のロープには、厳重に結ばれたシルク・ハンカチーフやリングが通っています。マジシャンは、ロープの端を持っている左右の観客に向かい、声をかけたら、持っているロープを2本とも、軽く引っ張ってくれるように指示します。そして、「1, 2, 3」と声をかけながら、中央のマジック・ウォンドだけを引き抜きます。同時に、左右の観客がロープを引っ張ると、厳重に縛ら

れていたはずのシルク・ハンカチーフやリングが、一斉にロープから外れて床に落下します。マジシャンの手に残ったマジック・ウォンドも観客の手に残ったロープも、落下した品物も、もちろんすべて調べてもらうことが可能です。

[やり方と原理]

① 2本のロープを使うところが「タネ」です。原理は単純で、秘密の操作も単純ですが、それだけに観客からは容易にタネがわからないような仕掛けになっています。カラフルなシルク・ハンカチーフとリングを使えば、見た目に綺麗で、演技としては派手なので、ステージ・マジックとしては、なかなか優れたマジックです。

② 使う2本のロープは実際の演技では同色のものですが、ここでは、解説の便宜上、あえて色違いのロープを使っています。演技では、くれぐれも同色のロープを2本使うことを忘れないでください。そうでないと、「タネ明かし」のデモンストレーションになってしまいます。以下の解説では、白のロープと黄色のロープを使っています。ロープは、木綿の中空の柔らかいしなやかなものが適していますが、やや固いアクリルのものであってもできないことはありません。また、ロープの太さも、解説では直径1cm程度のものを使っていますが、これより少しくらい細くても太くても、演技にはそれほど影響はありません。実際に練習してみて、演技に支障のないものであれば、材質や太さにはそれほどこだわる必要はありません。ロープに結ぶシルク・スカーフやリングなどは、それそのものにはタネや仕掛けがありませんので、ステージ上のテーブルか椅子の上にでも置いておきます。

③「2本のロープと1本のマジック・ウォンドを使いますので、これらをよく調べてください」と言って、まず、観客に、2本のロープとマジック・ウォンドとを渡して調べてもらいます。この段階では、まだ2人の観客は、ステージには上げません。マジック・ウォンドとロープとを充分に調べてもらったら、マジシャンに返してもらいます。マジシャンは、「それでは、この2本のロープを、このマジック・ウォンドに結びつけます」と言いながら、2本のロープでマジック・ウォンドを縛りますが、このときに「秘密の動作」があります。

④ マジック・ウォンドに2本のロープを掛けたら、2本を同時に持って縛ると見せて、実際には、2本のロープは、U字に掛けて中央から左右に分かれた

状態で縛ります。文章で書くとわかりにくいのですが、まず、2本のロープの中央を、ウォンドの中央にかけて下に垂らしてみてください。2本のロープの中央がそれぞれU字型になって、下に垂れていると思います。そこで、この中央から折れ曲がっているUの部分から下を、一方のロープ（白色）を2本とも右へ、もう一方のロープ（黄色）を2本とも左へと分けるのです（図2）。

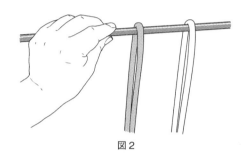

図2

　この状態から、右手で、左側の黄色いロープを下から掴んで白いロープの手前からウォンドの向こう側に回します（図3）。そして、白の2本のロープと黄色の2本のロープとを縛ります（図4）。

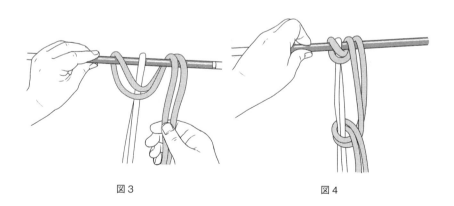

図3　　　　　　　　　　　　図4

　すなわち、2本のロープは、中央部分から実際には左右にバラバラになっているのに、ウォンドをひとつの「留め金」として、中央部分を重ねてウォ

ンドで固定されることによって、あたかも2本のロープを単に左右に伸ばしたように見えるのです。そのことをわかりやすくするために、図は白と黄色のロープにしてあります。つまり、2本のロープは、そのまま2本とも揃えてマジック・ウォンドに掛けるのではなくて、中央から左右に分かれる形で縛るのですので、観客からは、2本のロープをそろえて、普通にマジック・ウォンドを縛ったとしか見えません（図5）。これが、このマジックの最大の秘密であり、そしてタネです。

⑤2本のロープでマジック・ウォンドを縛り終った状態が図5です（図5）。何度も言いますが、2本のロープの色は実際の演技のときは、同じ色です。

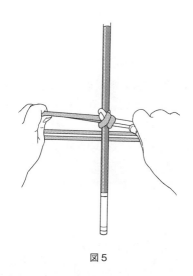

図5

⑥マジック・ウォンドに縛られた箇所は結び目として団子状になっていますので、これが、ロープの中央がU字になって結ばれた結び目であるとは誰にもわかりません。マジック・ウォンドの左右に2本のロープが垂れ下がっていることになります。ここで、観客の中から2人の人に出て来てもらいます。もちろん、その方たちも車椅子でもかまいませんし、場合によっては、医療従事者が手伝ってもかまいません。先に述べたように、もし、誰も手伝ってくれる人がいない環境でも、2つのパイプ椅子などを用意して、その背のパイプ部分にロープを結びつけるようにすれば、演技のスピード感は損なわれますが、演じることができないわけではありません。ロープが2本あり、先端も2つずつありますから、左右の客に2つのロープの先端を渡します。

左右に離れて、2本のロープをやや張った状態にしてもらいます。2本のロープの中央にはマジック・ウォンドが縛られています（図6）。

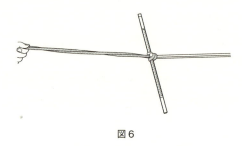

図6

⑦ここで、まず、シルク・ハンカチーフを1枚取り上げて、マジック・ウォンドの左側のロープに結びます。軽く結んでも固く結んでもマジックそのものには影響がありません。次に、もう1枚のシルク・ハンカチーフを、今度はマジック・ウォンドの右側のロープに縛ります。さらに、3枚目のシルクを左側のロープに、最後の4枚目のシルクを右側のロープにと交互に同じような間隔を空けて縛ります（図7）。

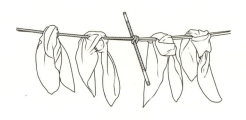

図7

⑧シルク・ハンカチーフを縛ったら、次に、リングを取り上げて、やはり、マジック・ウォンドの左右のロープに交互に掛けて行きます。このときは、シルク・ハンカチーフと異なり、リングはロープの端から入れなければなりませんので、リングをロープに入れるときは、左右の客に、一旦、2本のロー

プの端を放してもらいます。特に怪しげな動作を行なっているわけではありませんので、以上の作業はゆっくりと行ないます。これで、2本のロープには、1本のマジック・ウォンドと4枚のシルク、4つのリングが通されたことになります（図8）。

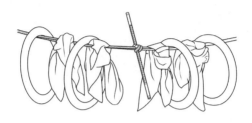

図8

⑨この状態を観客によく認識してもらったら、ロープを持っている左右の観客に向かい、「どちらでもいいですから、お持ちになっている2本のロープのうちの1本を私にください」と言います。これは、本当に、どちらのロープでもかまいません。左右の客から1本ずつロープを受取ります。「念のために、さらにもう一度、ハンカチーフやリングが抜けないように縛っておきます」と言いながら、左右の手に持ったロープを、マジック・ウォンドの上で一回縛ります（図9）。このときの動作は、ロープの端を持った左右の手を大きく動かして、はっきり大きく縛ってみせてください。ただし、縛るのは1回だけです。縛ったら、再び、ロープの端を左右の客に戻して、前と同じ形で持ってくれるように頼みます。この縛る作業で、ハンカチーフやリングが、マジック・ウォンドの周辺に寄ってしまいますが、気にすることはありません（図10）。

介護に役立つ　リハビリ・マジック

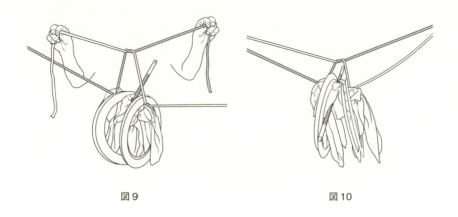

図9　　　　　　　　　　　　　　図10

⑩ マジシャンは、「これで、ロープには結ばれたハンカチーフとリングとがしっかり通っていることになります。」と言います。そして、「それでは、これから私が1, 2, 3とかけ声をかけますから、3と言ったときに、手に持っているロープを2本とも、ちょっと引っ張ってもらえますか？ただし、あまり強く引っ張ると、相手の方が持っているロープまで引っ張ってしまいかねませんから、適当な強さで引っ張ってください。」と頼みます。客によっては加減がわからず、思いっきり引っ張って、反対側の客の持っているロープまで床に落ちてしまうことがありますので、あらかじめ、このように注意喚起をしておきます。加減が心配なら、この状態で、ウォンドを付けたまま、左右に軽く引っ張ってもらって、力加減を確かめておきます。

⑪ 「それではよろしいですか？ 1, 2, 3」と言いながら、2と言ったときに、マジシャンの右手で、2本のロープの中央に縛られているマジック・ウォンドを引き抜きます。左右の客がある程度ロープを左右に引っ張ると、縛られていたシルク・ハンカチーフもリングも、すべて床へ落下し、2人の客の手に2本のロープだけが残ります（図11）。

不思議な二本のロープ

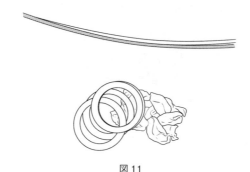

図11

⑫ 客の手に残った2本のロープには、まったく仕掛けがありませんから、このまま調べてもらってもかまいません。マジック・ウォンドも調べてもらうことができます。また床に落ちた結ばれたままのシルク・ハンカチーフやリングももちろん調べてもらってもいいのですが、通常は、そこまでする必要はありません。

⑬ 「1, 2, 3,」のかけ声とともに、マジシャンがマジック・ウォンドを引き抜けば、ハンカチーフもリングも床に落下しますが、ハンカチーフはともかくリングが落下するのは転がって危険だと思われる場合は、マジシャンの左手で、4本のリングを掴み、かけ声と同時に、右手でマジック・ウォンドを引いて、ハンカチーフだけを落下させ、左手は、ロープから外れた4本のリングを保持する、という演出も可能です（図12）。この場合は、外れた4本のリングがマジシャンの左手に残りますので、転がる心配はありません。

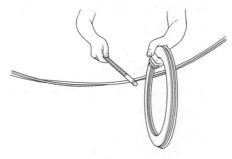

図12

介護に役立つ　リハビリ・マジック

[このマジックのリハビリ機能としての目的]

　基本的には立って演じるか、車椅子に座って演じますが、いずれにしても、ステージあるいはフロア上で左右に動かねばならず、身体全体の運動機能が要求されます。たとえば、ロープの端をステージに上がってもらった客に手渡すという単純な行為ですら、左右の客のところまで、それぞれ2本のロープの端を持って行く移動が必要です。特に、マジシャンもお手伝いの2人の客もすべて車椅子であった場合は、電動車椅子ならともかく、ロープを保持しながら車椅子を動かすということだけでも練習しなければなりません。つまり、マジックと直接関係ない、ロープや物の取り上げや処理・やりとりに運動機能が必要だということです。

　もちろん、そのような大きな身体運動機能に加えて、ロープを扱う細かな手指の運動機能も必要ですから、リハビリテーションの機能改善と比較しながら説明します。

1. 認知機能

①2本のロープはともかく、ただの木製の棒であるとはいえ怪しげなマジック・ウォンドは、健常人であっても見慣れない用具なので、それぞれを実際に観客に手渡して、手に触れて調べてもらうことは重要な大前提です。また、このように、マジックで使う用具を事前に観客に手渡して調べてもらうことによって、素材の認識や、自らもマジックに参加しているのだという意識を観客に芽生えさせます。後で使うシルクのハンカチーフやリングも、この段階で、複数の観客に1個ずつ手渡して点検してもらうとよいでしょう。特にリングは、どこにも切れ目のない完全な輪であることを予め確認してもらうことは重要な作業です。

②「サーストンの3原則」にあったように、このマジックでも、最初に、これから何が起こるのかを観客に説明しません。したがって、観客には、ロープの用途も、ハンカチーフやリングの用途もわかりません。そのような状況で、マジシャンは、2本のロープを示し、これをマジック・ウォンドに縛ります。つまり、この段階では、まだマジックが始まってない、というメッセージを観客に送るのです。マジックの前段階として、単に用意した仕掛けのない木綿のロープ2本で棒を縛りますよ、というメッセージです。この、ま

だ誰も注目していない単純な作業の間に、実は、このマジックの最大の秘密である2本のロープを中央でU字型にひっかけてマジック・ウォンドを縛る、という作業が行なわれているのです。観客の誰も、マジックとして認識していないときに、この秘密の行為は完了します。ですから、この秘密を知っているマジシャンは、どうしても、この2本のロープで棒を縛る動作を早く終らせようとしたり、必要以上に手指や身体で隠したりしがちですが、そのことを知っているのは、マジシャンだけですから、ここは、堂々とゆっくり行なえばいいのです。英国の有名なマジシャン、アル・ベイカーは、「誰も追いかけて来ないのに逃げてはいけない」と言っています。けだし名言です。

③2本のロープの間に棒が1本縛られていても、2本のロープは左右に繋がって伸びたままです。したがって、このロープに、ハンカチーフを縛ったり、リングを通したりしても、それが抜け落ちるはずはありません。そのような認識がないと、そもそも、このマジックは成り立ち得ません。

④ここで、左右のロープの両端を、観客に持ってもらいます。2本とも持ってもらうのです。人数が足りなかったり、前に出て来られる観客が容易に見つからなかったりした場合は、代わりに医療従事者が手伝います。そして、ロープを軽く左右に引っ張ってもらいます。真ん中にマジック・ウォンドが縛られた2本のロープは、まったく仕掛けがないように見えます。この状態を一度示して、観客に状況を認識させておくことは、後々のクライマックスで、ロープに縛ったり通過させたりしたものが抜け落ちるので重要です。

⑤真ん中に棒が縛ってあるけれども、2本のロープが左右に伸びていることが重要です。そこでピンと張ったロープの左右に、まず、シルクのハンカチーフを結びつけて行きます。結ぶのは1回でも2回でもかまいませんが、見ている観客にもロープを持っている左右の客にも、しっかりと結びつけたことを示します。これは、観客に結びつけさせてもいいのですが、そのようにすると演技のリズムが損なわれて、やや煩雑で冗長になりますから、リハビリとしての手続きならともかく、マジックの演技としては、マジシャンが結びつけるだけで十分です。ハンカチーフは、合計で4枚結びます。

⑥ハンカチーフを結び終わったら、今度はリングを通します。リングに切れ目がないことは、ロープを持っている左右の客に確認してもらいます。リングも1本ずつ合計4本通します。ハンカチーフとリングとを通したら、この状態で、一度、全体像をすべての観客に認識してもらいます（図13）。

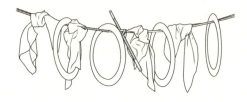

図13

⑦この状態のとき、ハンカチーフとリングとをひとつずつ軽く下に引っ張って、抜けないことを示してもいいかもしれません。ここで、「念のために、もう一回ロープを縛っておきましょう。お持ちになっている2本のロープのうち、どちらでもいいですから私にください」と言います。この「どちらでもいいですから」という台詞が、この行為にマジシャンは無頓着であることを窺わせます。実際は、これはとても重要な作業です。左右の客から1本ずつもらったロープを1回だけ縛って、ロープの端を再び左右の客に戻すと、実は、ロープの端を左右交換したことになります。この行為で、Uの字型に折り曲げられていたロープが再び戻るのです。ただし、この縛る行為によって、ロープに縛り付けられていたハンカチーフとリングは中央付近に寄ることになります。しかしながら、観客からは、さらにロープを1回縛ったことにより、さらに複雑にハンカチーフとリングがロープに絡められたように見えます。また、そのように認識してもらわないと、このマジックは成立しません。

⑧「私が、1, 2, 3と言ったら、ロープを2本ともしっかり持って、左右に引っ張ってください」と言いながら、左右の観客に引っ張り加減などを理解してもらいます。そんなに強く引っ張ってもらう必要はないのですが、観客の手からロープが放れてしまうと、マジックとしての効果が減殺されます。したがって、引っ張る力よりも、最後までしっかりロープの端を持っていてもらうことのほうが重要です。

⑨「1, 2, 3」のかけ声とともにマジシャンは、真ん中のマジック・ウォンドを引き抜きます。左右の客の引っ張り具合が弱かったら、マジシャンがロープを左右に引くことを助けます。ハンカチーフとリングが下に落下するので、

マジックとしての現象は鮮やかです。最後に、2本のロープだけが左右の客の手に残るのも、絵としては綺麗です。

2. 運動機能

①2本のロープやマジック・ウォンド、ハンカチーフ、リングなどの改めには、それぞれを持って観客に渡す動作が必要です。これには左右どちらの手でも可能です。相手に確実に物を手渡すという運動能力が訓練されます。このような一見単純に見える作業も、たとえば脳出血や脳梗塞などの後遺症で手指の動きが自由でない者にとっては、非常に困難な作業です。リハビリを行なう医療従事者は、まず、そのことを踏まえ、マジックの目標を段階的なものにしなければなりません。

②また、このマジックでのもっとも重要な作業、すなわち、最初に、2本のロープをマジック・ウォンドに結ぶ作業は、観客から見えないように行なおうと意識すると、健常者でもなかなか難しい作業になります。この場合、大事なことは、本来、2本のロープで1本の棒を縛るという作業そのものは、ロープの本数や長さを考慮しなければ、運動機能上、きわめて単純で易しい作業であることです。したがって、この段階では、観客の誰も、そのことに関心を示していないので、マジシャンも、自分の意識では、重要な作業であるという認識があっても、なんでもないふつうの行為のように行なうことがポイントなのです。

③段階の区切り方は、障害の程度によって異なりますが、次にメニューを示します。

> まず、両手にマジック・ウォンド、2本のロープなどを持って、観客に手渡して調べてもらう。このとき、観客に、何をしてもらうのかを、はっきりと伝えなくてはならない。ただ、ものを渡しても、渡されたほうは、これがいったい何なのか、どうして渡されたのか困惑する。「サーストンの3原則」にもあるように、「これからマジックを見せます」などと言う必要はないにしても、「ここにあるのは、普通の木の棒と木綿のロープです。よく調べてください」くらいの口上は言わねばならない。

> ウォンドとロープを点検させたら、今度はそれを観客からマジシャンに返してもらわねばならない。観客の中には、いつまでもしつこく点検している人がいる場合もある。そういうときは、「まだほかにも点検してもら

うものがあるんですよ」と、ハンカチーフとリングを示すのがよい。特にカラフルなリングは観客の注意と興味を惹く。

➤ すべての用具を返してもらったら、おもむろに、左手にウォンドを持ち、右手にロープを1本ずつ取って、ウォンドにかける。ロープは、中央がウォンドにかかるようにして下端をよくそろえる（図14）。この状態で、右手で左側のロープ（この場合は黄色の2本）を2本とも掴み、手前から、ウォンドの向こう側をまわすようにかける（図15）。

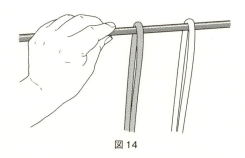

図14

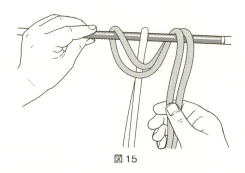

図15

➤ この状態で、左側の2本（白）と右側の2本（黄色）とを結ぶ（図16）。

不思議な二本のロープ

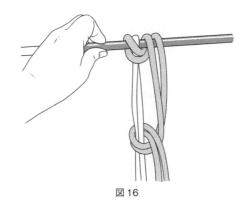

図16

➤ 2本のロープをウォンドに固く縛る。ウォンドが固定されていないので、ちょっと縛りにくいが、練習すると、難なくできるようになる。
➤ 2本のロープをウォンドに縛ったら、もうウォンドから両手を放しても大丈夫なので、むしろ、左右のロープを掴んで観客に示す（図17）。

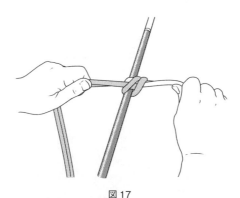

図17

➤ この状態で、2人の観客に前に出て来てもらう。ステージもしくはフロアに出て来た観客に左右の2本のロープの端を持ってくれるように頼む。このとき、そんなに力強く持つ必要はないけれど、決して、手から放さないように頼んでおくことは重要である。これは、前に出て来た観客だけに小さな声で言えばいい。
➤ 観客が2本のロープを持ったら、一度左右にロープをピンと張って、ロープの状況を観客とともに確認する。すなわち、2本のロープの中央にマジッ

65

ク・ウォンドが縛り付けてある状態を確認しておく。
- ➤ この状態で、マジシャンはシルクのハンカチーフを取り上げ、まず、ウォンドより左側のロープに縛る。次いで、2番目のシルク・ハンカチーフをウォンドの右側に縛る（図18）。

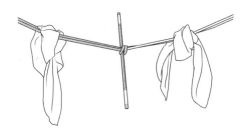

図18

- ➤ さらに、3枚目のシルク・ハンカチーフをウォンドの左側のロープに縛り、最後に4枚目のシルク・ハンカチーフをウォンドの右側のロープに縛る（図19）。

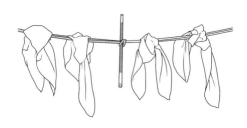

図19

- ➤ この状態でも、一度手を止めて、2本のロープの状況とハンカチーフの状態とを、観客に認識させる。あまり、次々と動作を進めてしまうと、見ている観客には、演技のスピードについて行けなくて、何がどうなっているのかわからなくなってしまう可能性がある。
- ➤ 次に、リングを取り上げて、これも左右交互にひとつずつ、合計4本のリングを2本のロープに通す。

➤ ハンカチーフもリングもすべてロープに固定したり通したりしたら、ロープを持っている左右の2人の客に、一度、ロープを左右に軽く引っ張ってもらい、その状態をその他の観客にも示す（図20）。

➤ このときに、ロープを持っている左右の客に、ロープの引っ張り加減（力）を覚えてもらうようにする。これは、クライマックスのときに、強く引っ張りすぎて、ロープが手から放れてしまわないための準備である。

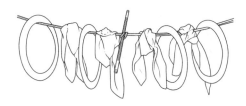

図20

➤ ロープを持っている左右の客から、持っている2本のロープの内、どちらでもいいから、1本をマジシャンに渡してくれるように言う。

➤ そして、「念のために、もう一回結んでおきます」と言って、左右から渡されたロープをちょうどウォンドの上辺りで一回結ぶ。そうすると、その結ぶ動きに合わせて、ハンカチーフやリングは、ウォンドの近くに寄って来る（図21）。

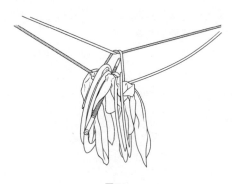

図21

➤ 「私が、1, 2, 3と声をかけたら、ロープを軽く引っ張ってください。くれぐれも、手から放さないようにお願いします」と言いながら、「1, 2, 3」と声をかけながら、右手で中央のマジック・ウォンドを抜き取る。
➤ すると、ハンカチーフやリングがロープから抜けて床上に落下する。
➤ ハンカチーフは床に落下しても、特に問題はないが、樹脂製のリングの代わりに金属性のリングなどを使うと、床を傷つける場合があるし、また落下した際に音がして騒々しいなどの懸念がある場合は、かけ声をかけるときに、左手でリングの下方を4本とも持って落下しないようにしてから、右手でウォンドを引くようにするとよい。
➤ マジシャンが右手でウォンドを抜き、ハンカチーフとリングが落下したら、2本のロープだけが客の手に残るので、ロープにはまったく何の仕掛けもないことを、改めて2人の客に左右にロープを軽く引っ張って示してもらう（図22）。

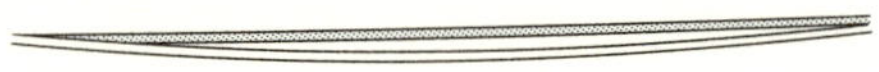

図22

➤ マジックの演技としてはこれで終りだが、まず、手伝ってもらった2人の客にお礼を言って、自分の席に戻ってもらうことは、コミュニケーションの伝達訓練として重要である。
➤ また、床に落下したハンカチーフやリングを取り上げる運動機能も必要とされる。床からものを拾い上げるのは、障害の程度によっては、なかなか困難な動作なので、まだ難しい場合は、医療従事者等が代わって行なうことも必要である。
➤ 使用した2本のロープやウォンドなどは、ロープをウォンドに巻き付けるなどの工夫をすると片づけやすい。
④各段階では、2本の長いロープを扱うときに、ロープを観客に見せたり手渡したりする一連の動作や、それをマジック・ウォンドに結び付ける動きの中

で、手首や指の関節の屈曲・伸展などの細かい運動機能が把握・訓練できます。
⑤また、特に、ウォンドに秘密の作業で結ぶ動作は、実際にやってみると、ロープのU字型になったところをカバーするのはそれほどの難しさはないのですが、長いロープを、ウォンドに縛り付けるという作業が、なかなかたいへんなことがわかります。こういう作業をスムーズに行なえるようにするには、何度も同じことをやってそれぞれの動きに慣れるしかありません。
⑥張ったロープにハンカチーフを結んだり、リングを通したりするのも、健常者にとっては単純な作業ですが、障害者にとっては、けっこう煩雑で訓練の要る作業です。単にリングを2本のロープに通すだけでも、運動機能のリハビリになります。

3. コミュニケーション技術（機能）のリハビリテーション

①単に、マジックを演じるだけではなくて、このマジックでは、まず、使用する用具や素材の点検に観客とのコミュニケーションが必要です。次に、演技の途中で、2人の観客に前に出て来て手伝ってもらわなければなりません。脳出血・脳梗塞などの後遺症で、言葉が自由にならない場合はもちろん、言葉に不自由のない場合でも、観客と楽しく会話する行為は、訓練なしでは、とても上手にできるものではありません。健常者のマジシャンであっても、このような行為にもさまざまな工夫をしています。単純に、「どなたか、少しマジックのお手伝いをしていただきたいので、前に出て来て手伝っていただけませんか？」とマジシャンがお願いしても、普通は、誰も出て来てはくれません。それは、観客の側にも、「自分に上手にできるだろうか？」とか、「前に出て行ったりすると恥をかくのではないだろうか？」とか、不安な気持ちがあるからです。職業マジシャンの場合、特に有名なマジシャンであれば、それなりに観客の中から手が挙がったりして、いわゆる観客ボランティアに困ることはありませんが、自分で積極的に手を挙げる観客の中には、自分が目立ちたいとか、むしろ、前に出てタネを見破ってやろうと構えている人がいて、職業マジシャンの中には、積極的に手を挙げる観客は選ばない、という人もいます。ことほどさように、観客の中から人を上げるのは難しいものです。
②特に、リハビリ・マジックの場合、いくらコミュニケーションの訓練といっても、そのような付随することに意を砕いたり神経を使ったりすることは、

かえってストレスになりますので、この種の観客とのコミュニケーションを上手に行なおうとする必要はありません。

③まず、2本のロープ、マジック・ウォンド、シルクのハンカチーフ、リングなどの使用する用具や素材をできるだけ前列（マジシャンから手渡しできる程度の前の1列目か2列目に座っている）の観客に、1人に1つずつ渡します。このとき、あとから2本のロープを持ってもらうために前に出て来てもらう観客にシルクのハンカチーフかリングを渡すようにします。ハンカチーフもリングも、それぞれ4つありますから、渡してから、この8人の中から、あまりマジシャンの邪魔をしなさそうな人を2人選べば良いのです。そして、「いま、みなさんにお渡しした品物以外には何も使いませんので、お渡ししたものをよく調べてください」と言います。このとき、ハンカチーフとリングを渡した観客の調べる様子を見ていて、あまり入念にしつこく調べている客は避けます。サラッと観て、素材そのものにあまり関心を示さない人が適しています。

④まず、マジシャンが観客席に歩み寄って、2本のロープとマジック・ウォンドとを返してもらいます。ステージ（あるいはフロアの前）に戻り、2本のロープをウォンドに縛ります。これは、秘密の結び方ですので、「ロープや棒には何の仕掛けもなかったですね」と喋りながら、何気なく結ぶのです。

⑤2本のロープを前述のやり方でウォンドに縛ったら、まず、シルクを持っている4人の客の中から1人を選び、「すいませんが、他の方のハンカチーフをすべて集めて、こちらへ持って来ていただけますか？」と頼みます。次いで、リングを持っている4人の客の中からも1人を選び、「あなたも、申し訳ありませんが、他の方のリングをすべて4本とも集めて、こちらへ持って来ていただけませんか？」と頼みます。これで、特に頼まなくとも、2人の客がステージ（あるいはフロアの前）に出て来てくれます。このように、観客に、積極的にマジシャンの手伝いを頼むのではなく、用具や素材をマジシャンの所まで持って来るという消極的な手伝いを頼むことによって、特に、煩わしいコミュニケーションの努力をすることなく、必要とする2人の客を確保できるのです。

⑥2人の客は、当然ですが、ハンカチーフやリングをマジシャンに渡したら自分の席に戻ろうとしますので、まず、ハンカチーフやリングを集めて持って来てくれたお礼を言い、ハンカチーフやリングを、用意したテーブルの上に置いてもらったら、さらに、2本のロープの端を持ってくれるようにお願

不思議な二本のロープ

いしなければなりません。「ありがとうございます。集めて持って来ていただいたハンカチーフ（リング）は、そこのテーブルの上に置いてください。ハンカチーフ（リング）には、何か、おかしいところや仕掛けがありましたか？」とお礼を言いつつ、客に質問して足止めをします。

⑦客が、「何も変な箇所はなかった」と答えたら、「それでは、せっかくですから、もう少しお手伝いをお願いします。このロープは、すでに、他の方に調べてもらったのですが、このロープの端を２本ともしっかり持っていただけますか？」と言いながら、２本のロープの端を手渡します。ハンカチーフの客に一方の端、リングの客にもう一方の端を渡します。

⑧２人の客には、マジシャンの左右に少し離れて立ってもらい、２本のロープを左右に軽く張ってもらいます。「あまり強く引っ張らないでください。ロープの端が手から放れない程度にしっかり持っていてください。これから、集めて来ていただいたハンカチーフとリングを、この２本のロープに結んだり、通したりして行きますので、それまで、ちょっと一緒にお手伝いをお願いします」と頼みます。つまり、この２人の客の行為は、あくまでも集めて持って来たハンカチーフやリングの延長線上にある行為だということを、ロープを持っている２人の客にアピールするのです。これは、この２人の客の心理的負担を軽減する効果があります。

⑨あとは、それぞれの客が集めて持って来てくれたハンカチーフとリングを２本のロープに結んだり通したりして行きます。その都度、ハンカチーフやリングを左右の客に見せて確認するような動作をすれば、マジシャンとロープを持っている客の間に一体感が生まれます。このように、客がマジックに参加している気持ちを醸成することは、演技がすべて円滑に行なえる要諦です。ステージに上がった客やフロアの前に出て来て手伝ってくれる客を丁寧に扱います。彼らは、あくまでもマジシャンの協力者です。障害の程度によっては、ロープを持っている客の動作に円滑ではない部分があるかもしれませんが、忍耐強く行ないます。観客がマジックに参加してくれれば、これほど心強いことはありません。

⑩２本のロープに４枚のハンカチーフを結び、４本のリングを通したら、左右の客からロープを１本ずつもらわねばなりません。これはなんでもない作業のように思えるかもしれませんが、両手でしっかり持っている２本のロープから１本だけを持ち上げてマジシャンに渡すのは、仮に、手指に障害のある客だったら、それほど容易な作業ではありません。また、客は、前

に出たことによって緊張していますから、マジシャンからは単純に思える作業であっても、客にとっては意外に負担の感じる作業の場合があります。したがって、作業の中身を丁寧に指示することが大事です。「それでは、いまお持ちになっている2本のロープのうち、どちらでもいいですから、1本を私にください。ただし、いま2本ともしっかり持っていてもらっていますし、ハンカチーフやリングを通したので、その分、重くなっていますから、慎重に、まず、2本のロープのうち、1本を分離して、残りの1本は、手から落ちないようにしっかり持っていてください」とやり方を説明してから動作を行なってもらうようにします。特に、手指に障害のある客の場合は、時間をかけてゆっくりやってもらうようにします。

⑪左右から1本ずつロープをもらったら、それをウォンドの上で1回結びます。結んだら、再び、ロープの端を左右の客に手渡します。「念のために、もう一回強く縛っておきます」と言います。客にロープの端を返すときも、「再び、2本のロープの端をしっかり持っていてください」と頼みます。これは、手品の「タネ」の観点から言えば、この一回結ぶ行為によって、左右のロープが1本だけ交換されて、U字型が解消され元に戻るのです。ただし、マジシャンは、そのことをあまり深く考えない方がいいです。また、このときロープを結ぶと、ハンカチーフやリングが、中央に寄りますが、それはむしろ自然な動きなので、特に気にする必要はありません。

⑫左手で4本のリングだけを持ちます。右手でウォンドを持ちます。タイミングが大事ですから、左右の客に、私が「1,2,3とかけ声をかけたら、ロープを2本とも軽く引っ張ってください。ただし、手から放してはいけませんよ」と言っておきます。かけ声をかけて、ウォンドを引っ張って抜きます。ハンカチーフが落下し、リングは左手に残ります。

⑬左右の客に、「ロープをみなさんに見せてあげてください」と言いながら、リングを持っているマジシャンの左手とウォンドを持っているマジシャンの右手を軽く開いて見せます。そうすると、通常は、客も、2本のロープを両手で開いて見せてくれますので、観客からは、非常にきれいなクライマックスに見えます。

ボールの消失（1）「パス」

[このマジックを演じるのに必要な素材・材料]
①直径35mm程度のボール　1個
②材質は木製や樹脂製など特に問わないが、ある程度の重さがあったほうがいいので、ボールの中が中空であるピンポン球のようなものは向かない。また、ボール・ベアリングのようにあまりにも重い材質も不向きである。

1. リハビリとしての情報

　マジックの現象の基本は4つしかありません。出現、消失、増加、減少の4つです。ゼロからの増加を出現としてとらえ、ゼロへの減少を消失としてとらえれば、出現と消失という2つの現象しかないことになります。しかし、これはさすがに乱暴です。このほか、バリエーションとしては「変化」という現象もありますが、たとえば、白い花が赤い花に変わるのは、観客からはそのように見えても、白が赤に一瞬に変わるはずはないので、これは、白い花が消えて、赤い花が出現したのと同じ現象です。したがって、「消失」と「出現」の組み合わせということになります。浮揚というか、人間や物体（ピアノなど）が浮かぶという現象がありますが、これは引力（重力）の「消失」ということで理解できます。流行のメンタル・マジックも、観客の心を読むという観点からは、上記の現象のいずれにも属さないように見えますが、本当に観客の心を読む超能力ではありませんので、観客の考えたことや、心に思ったこと、あるいは、ひそかに覚えた数字や言葉などを出現させると解釈すれば、「出現」になります。また、マジックでは、物や人の移動も大きな現象のひとつですが、一方が消失して、一方が出現する現象を同時に行なってみせるのが「移動」と解釈すれば、これも、「消失」と「出現」の組み合わせとして理解できることになります。

以上のような理由で、その4つの基本現象の重要なひとつである「消失」を練習することにします。材料としてはボールを使います。どのようなボールでもかまいませんが、ここでは、直径35mmくらいのボールを使っています。材質はゴム系でもプラスチック系でもシリコン系でもかまいません。しかし、ピンポン玉のような中空のあまり軽い素材は適しませんし、かといって、ボール・ベアリングのような金属のあまり重い素材も相応しくありません。一般の市場で普通に入手できるものの中では、いわゆるスーパー・ボールが適しているかと思います（図1）。これは子供用の玩具として安価で広く売られていますし、寺社のお祭りの縁日などにおいても、金魚掬いのみならず、さまざまな大きさや色のスーパー・ボール掬いが行なわれているほどですから、容易に入手できると思います。

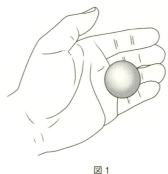

図1

　ボールでマスターすることができれば、同様に、コインや紙玉でもできるようになりますし、消しゴムなどの日常品でも少し練習すればできるようになります。ボールの利点は、回転することで、そのことが、障害者にとっては、練習しやすくもあり、また勝手に転がるので、扱いにくい点でもあります。なんといっても、マジックにおいては、基本中の基本ですから、ぜひ、医療従事者の方々にはマスターして欲しいマジックのひとつです。

①必要な機能（右利きとして仮定）
- ボールという素材の認知能力
- ボールを手（指）で保持するということ
- 手指を伸展させてボールを観客に示す能力

ボールの消失（1）「パス」

- 右手で保持したボールを放す運動機能
- 左手でボールを受け取る運動機能
- 左右の手指の動きの連動
- 右手でボールを隠し持つ手指の運動機能
- 左手でボールを受け取ったときの手の形の保持
- ボールが右手から左手に渡されたことを相手に（観客）に伝える能力
- 左手のボールが消えたことを相手（観客）に伝える能力

②リハビリの目標
- 自分が行なう一連の手続の確認が相手（観客）とともにできること
- やろうとしていることと、そのための順序・手続きの認識と技術の理解
- 右手のボールをはっきりと相手（観客）に示すことができる静態的な能力
- 右手のボールを左手に渡す際のボールを放す運動の認識と指の動きの程度と手指の伸展の強さのコントロール
- 左手が右手に連動してタイミング良く動かせること
- 左手がボールを受け取ったように見せる表現能力の開発
- ボールが消えたように見える自己評価と満足感
- 知覚・運動技術の改善。空間の認識と運動の範囲の把握
- コミュニケーション技術の強化

③その他の注意事項
- ◆ 左右どちらかの手に麻痺が残っている場合でも、このマジックの練習を行なうことは有用である。利き腕にこだわらず、動く方の手指でボールを取り上げ、反対側の手に手渡す動作を練習する。
- ◆ 小さなボールで慣れたら、ボール以外のものや、場合によっては、より大きなボールで練習のグレイド・アップを図る。

④応用
- ◇ 左右の手を交換して練習してみる。
- ◇ 障害者によっては、片方の手がまったく機能しない段階の場合がある。その状況のときは、1人の障害者から別の障害者にボールを渡すようにして、2人で連動して行なう練習をしてもよい。しかしながら、これは1人

のときよりも、かなり難しい。

◇　ボールを簡単に消せない場合は、マジックの現象も練習も後述のように段階的に行なう。

2. マジックの実際の現象

[現象]

マジシャンは、右手に持ったボールを左手に渡して握りますが、左手を開くと握ったはずのボールが消えています。

[やり方]

①ここでは、パスという技術を使います。「パス」というのは、英語のPassのことで、「手渡す」という意味です。右手に力を入れないで軽く伸展させ、その指先にボールを載せて示します。中指の第2関節の上の辺りが、もっとも適しています（図2）。

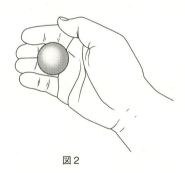

図2

②このとき、右手には余計な力を入れないようにします。また、あまり指を伸展させるとボールが転がりますので、ボールが固定されるように指先をあたかも手で水をすくうカップのように軽く曲げてボールが転がらないようにします。また、このとき注意することは、右親指をあまり立てないことです。自然な形で、ほかの指に添えておきます（図2）。ボールを観客によく示したことになります。

ボールの消失（1）「パス」

③それでは、まず、実際に、このボールを左手に渡してみましょう。それには、まず、右手の親指でボールを押さえます（図3）。このときも、きつく押さえるのではなくて、右手の親指を上から軽くボールに載せる感じです。これでボールが親指とその他の指で固定されたことになりますから、この状態で、再び、ボールを観客によく示します。

④右手でボールをよく示しながら、左手はこのボールを受け取る準備をします。それには、左手も人差指、中指、薬指、小指の4本の指をカップのように曲げて、それに左親指を自然な形に添えて、受け皿とします（図4）。

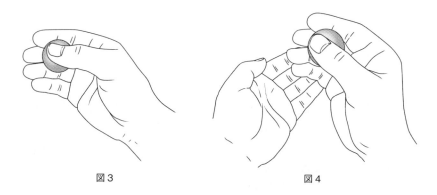

図3　　　　　　　　　　図4

⑤右手首を反時計回りに回転させて、ボールを左手の指先に落とし渡すようにします。このとき、同時に、ボールを押さえている右親指で、ボールを少し左側に回転させながら左手に渡すようにします（図5）。

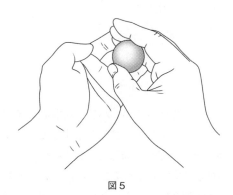

図5

⑥右手首を反時計回りに回転させながら、左手と垂直になるように傾けて、ボールの重力に逆らわずに自然にボールを左手の中に落とすようにします（図6）。図6を見て、このときの左右の手の自然な形を覚えておいてください。

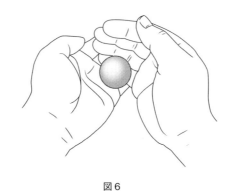

図6

⑦ボールを受け取った左手は、軽く握ります（図7）。これが、実際に左手にボールを受け取ったときの握り拳です。直径35mmのボールはかなり大きくて、実際に手の中に完全に握り込むのは難しいほどの大きさです。このことを記憶に留めておいてください。

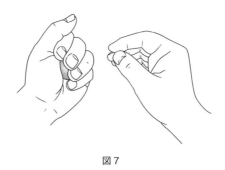

図7

⑧それでは、マジックで行なう場合の「パス」を解説します。右手にボールを持って、観客に示し、それを左手に渡そうとするところまでは同じです。すなわち、図3～図5までの動作はまったく同じです。

⑨異なるのは、次の動きです。右手首を反時計回りに回転させながら、右手を縦に立て、右手の甲が観客に向くような形で、右手の親指を使ってボールを

ボールの消失（1）「パス」

少し左側（下側）に回転させつつ、カップ型で待ち構える左手に渡そうとします。
⑩このとき、ボールが左手に落ちる直前に、右手の薬指と小指にほんの少しだけ柔らかく力を入れて、ボールが落ちないようにします。同時にボールを押さえていた右親指を放します（図8）。結果として、ボールは右手の薬指と小指の関節の部分で止まることになります（図8）。右手はほぼ縦になっていますが、薬指と小指とでボールが保持されているため、ボールはそこから下へは落ちません。これをマジック用語では「指で隠し持つ」という意味でフィンガー・パームと言います。

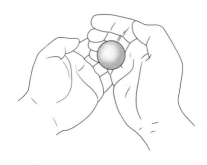

図8

⑪左手は、同時に、あたかも右手からボールを受け取ったかのように握ります。このとき、拳を固く握ってしまいがちですが、さきほど実際にボールを握った左拳の形を見ておいたので、できるだけそれに近い形で握ります（図9）。しかし、実際には、この時点での左手は空です。

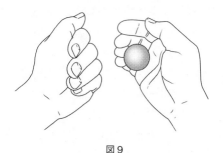

図9

⑫右手はそのままの形で、軽く身体のそばにおき、左手はボールを握っているようなジェスチャーをします。左手に軽く息を吹きかけたあと、ゆっくりと左手を開けると、左手は空で、さきほどのボールは消えてしまっています。以上が、「パス」です。
⑬実際のマジックの演技では、左手からボールが消えた途端に、観客はマジシャンの右手を疑いますから、このときすでにマジシャンは、この右手にフィンガー・パームしているボールも、何らかの形で処理していることが多いのですが、ここでは、そのような複雑なことは割愛します。

[このマジックのリハビリ機能としての目的]

　上記の「パス」は、もちろんボールを消すマジックの重要な技術のひとつですが、実際の演技では、こうした技術だけを直接的に観客に見せることはありません。あくまでも一連の手順の中で、ボールやそのほかの物体が消える現象として行なうのであって、手順の流れとしては、たとえば、消えたボールがテーブルの上に空で伏せてあったカップの下から出てくる、という現象などに続くのが普通です。
　しかし、ここでは、リハビリテーションの目的のために、この「技術」だけを練習することとします。以下、個々の動きが、実際にリハビリテーションのどの機能改善に貢献するかを付説しておきます。

1. 認知機能

①まず、障害者自身が、物理的に存在するボールを確認することから始めなければなりません。これが、自分の「認知機能」であるとするならば、そのボールの存在を相手にも確認させるという相手の「認知機能」に対する確認も重要な手続です。
②次に、さらに複雑な動作を自分にも相手にも確認させなければなりません。それは、右手に持っているボールを左手に渡す、という行為です。ありていに言うと、この行為には必然性がありません。なぜなら、右手のボールを左手に渡したとみせて、ボールが消えたように見せることが、このマジックの目的で、「サーストンの３原則」に照らし合わせれば、そのことを事前に観客には説明しないからです。参考までに、カップ・アンド・ボールという有

ボールの消失（1）「パス」

名なマジックの実際の演技では、マジック・ウォンドという一種の魔法の棒を左脇にはさみ、右手でボールをテーブル上から取り上げ、さらに右手でマジック・ウォンドを取りに行きたいのだけど、右手に持っているボールが邪魔なので、一時的にボールを左手に渡して、空いた右手で左脇にはさんだマジック・ウォンドを取るなどの理由付けが行なわれています。もちろん、ボールはパスして右手にフィンガー・パームした手でマジック・ウォンドを取りに行くのです。そして、マジック・ウォンドでボールを握った左手を叩いてから左手を開けると、確かに握ったはずのボールが消えている、というわけです。しかし、これは、あとからの理屈づけのための説明で、実際の観客は、そのような理由までいちいち吟味はしませんし、マジシャンが思うほど観客は、そんな理由を気にしません。第一、カップ・アンド・ボールでは、合計3個のボールを同じように消すわけですが、マジック・ウォンドを取りに行くなどという理由を3回も続けて使うのは、不自然と言うより愚かです。ですから、ここは、「このボールを」とボールを観客に示し、「こちらの左手に握ります」という普通の言い方でけっこうです。

③さて、物理的に消えるはずのないボールが消えてしまう、という現象を理解することは、実はそんなに簡単ではありません。これには、「常識」という「認知機能」が必要です。したがって、障害者自身に、そのような「常識」のあることが必須です。かつ、相手（観客）に見せようとしている現象も理解していなければ、そもそもやっている行為が達成されません。

④また、左手に握ったはずのボールが開いた左手にないという不思議な現象そのものが達成できたとしても、それが、日常生活において、なぜ不思議なのかということも、演者（障害者）自身のみならず、相手（観客）が把握していなければ、そもそもマジックとして成り立ち得ません。

⑤したがって、いま何が行なわれているのかを、段階的に相手に確認・認識させる作業が必要です。右手のボールを示します、このボールを左手に手渡します、それを左手に握ります、いまボールはどこにありますか？左手の中です、では、左手を開いて確認してみましょう、このような、各段階での認識がなければ、いきなり左手を開いてボールが消えたことを見せても、ボールは最初からそこにはなかった、と思ったのなら、この演技はマジックとしては成立しません。マジックに焦りは禁物です。どうしても、早くクライマックスに持って行きたい、という心がマジシャン側にはありますから、自分のペースとスピードでマジックを手早く演じがちですが、観ている人（観客）に、

起こっていることをひとつひとつわからせることが重要であることを、リハビリ・マジックでは徹底して説明してください。

2. 運動機能

①一個のボールを右手で取り上げて、それを左手に渡して握る動作・行為は、健常者にとっては何の苦もなく行なえる普通の行為です。しかしながら、たとえば脳出血・脳梗塞などの後遺症での手の動きが自由でない者や、片麻痺の残る者、あるいは、心疾患で、身体の動きや呼吸に不自由のある者にとっては困難な作業です。リハビリを行なう医療従事者は、まず、そのことを踏まえ、マジックの目標を段階的なものにします。

②段階の区切り方は、障害の程度によって異なりますが、たとえば、次のようなメニューです。

- テーブルから右手親指、人差指、中指でボールを取り上げる。
- 右手の各指を伸展させて、人差指、中指、薬指の上にボールを置いて示す。
- 右手の親指は、ボールがよく見えるように脇へ除ける。
- 左手の人差指、中指、薬指、小指の4本の指を軽く曲げてカップのようにする。
- 左手の親指は軽く脇へ除ける。
- 右手のボールを右親指で上から押さえて、右手首を反時計回りに回転させる。
- 縦になった右手の甲は観客のほうを向く。
- 右手を縦にしたまま左手に近づける。
- 右手の親指で、ボールを下方に回転させる。
- 右手のボールを右手の薬指と小指とで保持する。
- 右手親指を放す。
- 左手でボールを受けとる仕草をする。
- 左手を握る。
- 右手でボールを隠し持つ(フィンガー・パームする)。
- 左手を開く。
- 左手のボールが消えていることを示す。

③以上の各段階では、ボールを確実に保持する指の知覚機能や運動機能の把握や訓練ができます。

ボールの消失（1）「パス」

④さらに、右手のボールを回転させ、それを左手に渡すという段階で、右手首の内転への回旋状態や、そのなめらかさ、また、ボールを放すタイミングの親指を中心にした各指の運動やそれを保持するための運動機能の改善ができます。これには、各指の連動が必要ですので、そうした細かく連動する運動機能などのチェックと訓練が行なえます。
⑤最終的に右手の薬指と小指でボールを隠し持つ（フィンガー・パームする）ときの指の力の入れ具合のコントロールや右親指の保持の仕方による運動機能の訓練ができます。
⑥左手でボールを受け取る動作を行なうときの左手の各指の動きの訓練や、その状態を保持するための左手首の運動訓練、及び左右の手を連動させた動きをさせる運動機能などのリハビリも同時に行なえます。

3. コミュニケーション技術（機能）のリハビリテーション

①このマジックにおいては、特に、前提となるボールの認識が重要です。前述のように、リハビリテーションで改善を目指すひとつの目標に「コミュニケーション技術の上達」があります。ボールの消失では、そのことが何よりもたいせつです。観客（障害者）が目を離した隙にボールが消えていたのでは不思議さも減衰します。特に、精神的な障害のある者に見せる場合は注意しなければなりません。あるいは自閉症などでも、コミュニケーション能力の改善は、非常に重要な要素のひとつになります。
②「サーストンの3原則」で述べたように、「これからこのボールを消してみせます」などと、これから展開される現象をあらかじめ観客に言う必要はありません。もちろん、左手のボールが消えたあとで、右手を開いて、そこにまだボールがあることを示す「タネ明かし」も必要ありません。
③ボールの消失では、まず、ボールが右掌にあって、それを左手に渡し、最後にはそのボールが消えてしまうという段階があります。このひとつひとつをコミュニケーションで確認していくことが障害者にとってはよい訓練になります。マジックの技術がそれほど上手でなくても、うまくコミュニケーションを行なって、ボールを手渡すように見せれば、ボールは本当に右手から左手に手渡されたように見えます。クロース・アップ・マジックの名手でアルバート・ゴッシュマンというマジシャンがいます。すでに故人です。来日したこともあります。彼の「パス」は、右手と左手がかなり離れた状態で行な

われることがあります。それでも本当にボール（彼の場合はスポンジ・ボールであることが多い）は手から手へ渡されたように見えます。それは彼の眼の動きや全身の筋肉の動きもありますが、大きな要素はコミュニケーションです。何回かに一回は本当に渡すので、スピードやタイミングが同じならば、観客には渡したように見えるのです。驚くべき手練です。

⑤コミュニケーションに留意して、この「ボールの消失」を振り返ってみます。右手指の上にボールを置いて観客に示します。「これはどこにでも売っている普通のスーパー・ボールですが、まず、このボールには何の仕掛けもないことを調べてください」と言って観客のひとりに手渡します。観客が存分に調べたら、ボールを返してもらって、再び右手の指の上に置きます。このように、マジシャンが物体を示すだけでなく、相手に渡して調べさせるのは、相手に積極的な役割を演じさせ、演技に参加させるという、とても高度なコミュニケーション能力の訓練になります。もちろん、掌にボールを置いて黙って示すだけでもいいのですが、マジックにおいては、観客も、マジシャンが見せた（あるいは取り出した）ボールには、何か特殊な仕掛けがあるのではないかと思っていますから、心のどこかで、この物体（この場合はボール）を点検したいと思っているものです。そこで、マジシャンが、どうぞ調べてくださいと差し出せば、大概の観客は喜んでボールを受けとります。ひいては、それが、マジシャンと観客との間の垣根を取り払い、演技をしやすくすることにもつながります。

⑥観客から返してもらったボールを右手指の上に載せます。「このボールを、とりあえず、左手で持っています」と言いながら、右手のボールを左手に「パス」します。左手は、あたかもボールを握っているように握ります。このとき左手は実際にはボールを握ってないわけですから、そのことに罪悪感を覚える必要はありません。右手は、ボールをフィンガー・パームして、軽くテーブルの端にでも置いておきます（図10）。

ボールの消失（1）「パス」

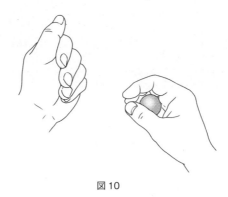

図10

⑦左手をやや上に掲げ、「ご覧ください。このボールは揉むと消えるのです」と言って、左拳の中を揉み込むようにしながらゆっくり開くと、ボールは忽然と消えています。

⑧これでは、左手のボールが消えたあとで観客が右手を疑うに決まっていると思われる方がいらっしゃると思います。これは、マジックによるリハビリテーションの本で、マジックそのものの演出を解説する本ではありませんが、そのような疑問をもたれるのはもっともなことなので、そのことを解決するやり方も書いておきます。

⑨右手のボールを左手に渡して、左手を握った段階で、右手はボールをフィンガー・パームしたままです。そこで、左手をやや挙げて、観客に示しつつ、右手は、ボールをフィンガー・パームしたまま、上着のポケット、もしくはズボンのポケット、あるいは、あらかじめ準備しておいた袋などに入れて、「これから魔法の粉をふりかけます」と言いながら、実際は、フィンガー・パームしていたボールをポケットもしくは袋の中に置いて、代わりに、あたかも魔法の粉をつまんできたかのように指先を示します。もちろん、これはジェスチャーだけで指先には何も持っていません。そして、魔法の粉を左手にふり注ぐマネをします。このとき、もう右手は完全に空です。そこで、左手をゆっくり開くと、魔法の粉の影響で、ボールは忽然と消えてしまっている、というわけです。ここでも、このような演技運びの要となるのは、観客とのコミュニケーションです。実際には持っていない魔法の粉をあたかも何か持っているかのように見せるのも能力が必要とされます。

介護に役立つ　リハビリ・マジック

ボールの消失（2）
「フレンチ・ドロップ」

[このマジックを演じるのに必要な素材・材料]
①直径35㎜程度のボール　1個
②材質は、「パス」のときと同じようにスーパー・ボールが適している。

1. リハビリとしての情報

　これは、前述の「パス」とは別のボールの消失方法です。「パス」では、右手から左手へボールを手渡しましたが、今回のやり方では、右手に持ったボールを左手で掴みに行きます。この技術は、「フレンチ・ドロップ」と呼ばれています。1584年に刊行されたマジックの本にも解説されているくらいですから、400年以上もマジシャンの間で使われてきた方法です。ただし、以下のやり方は、リハビリテーションの目的のために、ほんの少し変えてあります。

　ここでも、直径35㎜くらいのボールを使っています。ボールの材質は「パス」のときと同じように問いません。もちろん、今度もスーパー・ボールが適していると思います。

　この技術も、ボールでマスターすることができれば、同様に、コインやそのほかの小品でもできるようになります。今度は、ボールそのものは動きがありませんので、観客の目からはボールを追いやすく、右手はほとんど動かないので、左手にボールを取ったことがより明確にわかる利点があります。

①必要な機能
- ボールという素材の認知能力
- ボールを手（指）で保持するということ
- ボールを観客に示して認知させる能力
- 右手の指先で保持したボールをひそかに掌側に放す運動機能（親指の機

能）
- 右手の親指で放したボールを掌側で受取る運動機能（親指以外の指の機能）
- 左手指先でボールを掴み取る運動機能（実際には掴まないにしても）
- 左右の手指の動きの連動
- 右手でボールを隠し持つ手指の運動機能
- 左手でボールを掴み取ったときの形の保持
- ボールが右手から左手によって掴み取られたことを相手（観客）にわからせる能力
- 左手のボールが消えたことを相手（観客）に伝える能力

②リハビリの目標
- 自分が行なう一連の手続や動きの確認が相手（観客）とともにできること
- やろうとしていることと、そのための順序・手続きの認識と技術の理解
- 右手のボールをはっきりと相手（観客）に示すことができる静態的な能力
- 右手のボールを左手が掴み取る際のボールを放す運動の認識と指の動きの程度及び手指の湾曲・伸展の強さのコントロール
- 左右の手が連動してタイミング良く動かせること
- 左手がボールを掴み取ったように見せる表現能力の開発
- ボールが消えたように見える自己評価と満足感
- 知覚・運動技術の改善。空間の認識と運動の範囲の把握
- コミュニケーション技術の強化

③その他の注意事項
- ◆ 左右どちらかの手に麻痺が残っている場合でも、このマジックの練習を行なうことは有用である。利き腕にこだわらず、動かない方の手指でボールを固定して、反対側の手でそれを掴みに行く動作を練習する。
- ◆ 小さなボールで慣れたら、ボール以外のものや、場合によっては、直径4.3㎜程度のより大きなボールで練習のグレイド・アップを図る。

④応用
  ◇ 左右の手を交換して練習してみる。
  ◇ ボール以外の素材でも試してみる。
  ◇ 片方の手がまったく機能しない段階にある障害者ではできないことはないが難しい。また、これを、1人の障害者から別の障害者がボールを掴み取るような形で行なうことはきわめて困難である。なぜなら、二つの手の連動が不可欠だからである。
  ◇ 「フレンチ・ドロップ」でボールを簡単に消せない場合は、両手の連動、特に右手のボールの落とし方がうまく行っていない場合が多いので、練習は段階的に行なう。

2. マジックの実際の現象

[現象]

マジシャンは、右手に持ったボールを左手で取り上げて握りますが、左手を開くと取り上げたはずのボールが消えてしまっています。

[やり方]

①「フレンチ・ドロップ」は、文字通り、ボールをひそかに手の内側に落とすのです。まず、右手の親指と中指の先端でボールを持って、観客に示します（図1）。解説書によっては、親指と人差指とで保持すると書いてあるものもあります。図1は、マジシャンから見た位置で、手の甲がやや観客向きになっています。

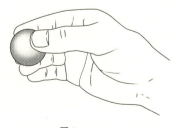

図1

ボールの消失（2）「フレンチ・ドロップ」

②右手のほかの指は軽く添えている程度です。この状態なら、観客からは1個のボールがはっきりと見えます。この状態を観客側から見たのが図2です。

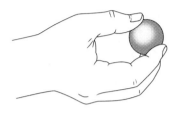

図2

③「パス」のときと同じように、まず、実際に、このボールを左手で掴み取ってみましょう。左手を4本の指と親指とで、このボールを取りに行きます。これを上から見たのが図3です。実際に、マジシャンも、概ね、この位置でボールを見ていることになります（図3）。

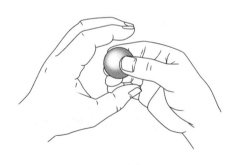

図3

④左手でボールを掴み取って左手に握ります。同時に空になった右手は、手の甲が観客のほうを向くように立てます（図4）。このとき、右手の親指を立ててはいけません。これは、いままでマジックをやったことのない人が陥りやすいまちがいです。親指は立てずに自然な形で、ほかの指に添えておきます。

⑤左手はボールを握って拳を示します。一方、右手は、自然な形で、身体に添えておきます。

⑥以上が、実際にボールを左手に掴み取ったときの動きと形です。「フレンチ・ドロップ」を行なったときも、この動きとそれぞれの手指の形が、まったく同じように見えなくてはなりません。そのことに留意して、以下の練習を行ないます。

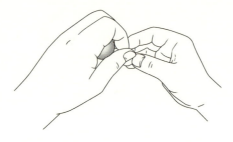

図4

⑦さきほどと同じように、右手の親指と中指とでボールを持って示します。図5は、この状態をマジシャン側から見たものです。

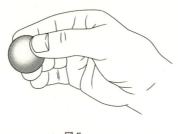

図5

⑧このボールを左手で取りに行きます。何も難しい動作はありません（図6）。

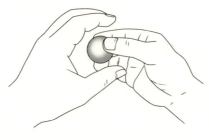

図6

⑨左手の親指以外の指がボールを覆った瞬間に、右手の指の力をほんの少し緩めて、ボールを右手の指先に落とします（図7）。図7は、まさに落とした瞬間を表わしています。

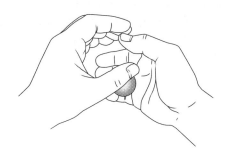

図7

⑩ただちに、左手の指先は、あたかもボールを取ったかのように左へ動かしながら握り、同時に右手は甲が観客のほうに向くように立てます（図8）。ボールが滑って下へ落ちないように、右手の指を軽く曲げてボールの落下を防いでいます。以上の動きが連動して行なわれれば、観客からは、マジシャンが右手に持ったボールを左手に取ったようにしか見えません。図8の状態を、ボールを右手にフィンガー・パームしていると言います。

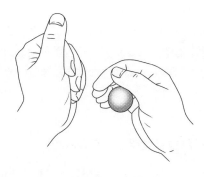

図8

⑪パスのときと同じように、左手は、あたかも右手からボールを取り上げたかのように握りますが、拳を固く握ってしまうのではなくて、実際にボールを

握っている左拳の形を見てわかる通り、拳の中にボールが入っているような形で握ります（図9）。もちろん、実際の左手は空です。以上の動きの中で大切なことは、マジシャン自身が、右手の指先に持ったボールを左手で取り上げた、という意識を持つことです。実際にはボールを取り上げないわけですから、これはかなりの脳の訓練になります。マジシャン自身が、そのように思わないと、パントマイムだけでは、なかなか観客に動きが伝わらないものです。

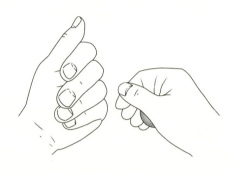

図9

⑫右手は自然な形で、軽く身体のそばにおき、左手は、あたかもボールを握っているような形で保持しておきます。適当なおまじないをしてから、ゆっくりと左手を開くと、左手は空で、さきほどのボールは消えてしまっています。以上が、「フレンチ・ドロップ」です。

⑬「パス」でもそうですが、実際の通常のマジックの演技では、左手からボールが消えた途端に、観客はマジシャンの右手を疑いますから、次に、今度はマジシャンの右手も見せられるような動作に移るのですが、それは、もうリハビリの範疇を超えますので、ここでは、そのような動きは省きます。

[このマジックのリハビリ機能としての目的]

「フレンチ・ドロップ」は、マジック愛好家の間では有名な技法のひとつで、カップ・アンド・ボールなどの基本的なマジックや、少し大きなボールを扱う「四つ玉の手品」などでも使われる技法です。「四つ玉の手品」というのは、ボールが指の間に1個ずつ増えていって、最後には、5本の指の間に4個のボー

ルが出現する本格的なマジックです。「シカゴの四つ玉」とか「増加するビリヤード・ボール」などとも呼ばれていて、実際のビリヤード・ボールはかなり大きなものですが、手品の舞台ではやや小さめの直径4㎜強のボールを使うことが多いです。昔は木製でしたが、最近では、シリコン製が指先で保持しやすいため人気があります。ボールが1個から4個に増えて行く過程で、最初の1個のときに指先から消してしまう技法のひとつとして、「フレンチ・ドロップ」が使われることがありますが、「パス」のところでも書いたように、この技法を単独で見せることはあまりありません。また、あまりにも有名な技法であるため、ボールを指先で持っただけで、ああ、これからあのボールを消すのだな、とマジック愛好家でない普通の観客にも身構えさせてしまうことが欠点と言えば欠点です。

しかし、ここでは、「パス」のところで書いたように、あくまでもリハビリテーションの目的のために、この「技法」だけを練習することとします。以下、「フレンチ・ドロップ」の個々の動きが、実際にリハビリテーションのどの機能改善に貢献するかを付説しておきます。

1. 認知機能

①まず、障害者自身が、自分の指先に保持するボールが、物理的に実在する丸い独立した物体であることを認識しなければなりません。場合によっては、観客に手渡して固いボールであることを調べてもらったり、素材がスーパー・ボールであれば、実際に床やテーブルに弾ませて、弾力性のあるボールであることを確認したりする作業が必要です。つまり、現実に潰れたりすることのない固い物体であることを自分も観客も認識・認知するのです。そのことが、自分自身の「認知機能」であるとするならば、そのボールの性質と存在を相手にも確認させるという相手の「認知機能」に対する確認も重要な手続です。

②次に、右手の指先に持っている固いボールを左手で取り上げて握るという動作を相手（観客）に認識してもらわなくてはなりません。まず右手の指先でボールを示し、次に、この見えている（認識している）ボールを左手で取り上げに行きます。マジシャンがしようとしていることを観客と共有しなければ、ボールを見せて確認したり、左手で取り上げたりする一連の行為に意味がなくなります。極端なことを言えば、マジシャンが右手指先から左手でボー

ルを取り上げる瞬間を、もし観客が目を瞑ったりして見ていなかったら、そこから先の現象が空虚なものになってしまいます。したがって、右手指先のボールを確認することと、そのボールを左手で取り上げる動作の間には、一定の間隔で、観客にいま起っていることを確認しながら行なう必要があります。「パス」のところでも述べましたが、右手指先に持っているボールを左手で取り上げる行為には必然性がありません。なぜなら、右手のボールを左手に渡したとみせて、ボールが消えたように見せることが、このマジックの目的で、「サーストンの3原則」に照らし合わせれば、そのことを事前に観客には説明しないからです。しかし、そんなことをいちいち気にすることはありません。「このボールを」と右手指先のボールを観客に示し、「左手に握ります」という普通の言い方でけっこうです。

③物理的に消えるはずのないボールが消えてしまう、という現象を理解することは、脳の中で複雑な手続が必要です。そんなに簡単なことではありません。これには、「常識」という「認知機能」が必要です。したがって、障害者自身に、そのような「常識」のあることが必須です。かつ、相手（観客）に見せようとしている現象も理解していなければ、そもそもやっている行為が達成されません。

④また、左手に握ったはずのボールが開いた左手にないという現象そのものが達成できたとしても、それが、日常生活において、なぜ不思議な現象なのかということも、演者（障害者）自身のみならず、相手（観客）が把握していなければ、そもそもマジックとして成り立ち得ません。

⑤したがって、いま何が行なわれているのかを、段階的に相手に確認・認識させる作業が必要です。右手指先のボールを示します、このボールを左手で取り上げて握ります、いまボールはどこにありますか？左手の中です、では、左手を開いて確認してみましょう、このような、各段階での認識がなければ、いきなり左手を開いてボールが消えたことを見せても、ボールは最初からそこにはなかった、と思われたなら、この演技はマジックとしては成立しません。マジシャンの心境としては、どうしても、早くクライマックスに持って行きたい、という心が芽ばえますから、自分の勝手なペースとスピードでマジックを手早く演じがちですが、観ている人（観客）に、起っていることをひとつひとつわからせることが重要であることを、リハビリ・マジックでは徹底して説明してください。

ボールの消失（2）「フレンチ・ドロップ」

2. 運動機能

① 1個のボールを右手の指先で取り上げて、それを左手で取り上げて握る動作・行為は、健常者にとっては何の苦もなく行なえる普通の行為です。しかしながら、たとえば脳出血・脳梗塞などの後遺症での手の動きが自由でない人や、片麻痺の残るひと、あるいは、脊髄疾患で手や指の動きに制限のあるひと、さらには、心疾患で、身体の動きや呼吸に不自由のある人にとっては困難な作業です。リハビリを行なう医療従事者は、まず、そのことを踏まえ、マジックの目標を始めからゴールを目指すのではなく、段階的なものにします。

② 段階の区切り方は、障害の程度によって異なりますが、たとえば、次のようなメニューです。

- テーブルから右手親指、人差指、中指でボールを取り上げる。
- 右手の親指と中指でボールを掴んで示す。
- あるいは、右手の親指と人差指とでボールを掴んで示す。
- 場合によっては、ボールを右手の親指以外の指の上に置いて、親指はボールの上から添えるだけのような形にする。
- 左手の親指と人差指、中指の3本の指を軽く曲げて、左手の薬指と小指はそれに軽く添える形で、右手指先のボールを取り上げに行く。
- ボールを取り上げに来た左手の指先の陰で、右手の親指の力を緩めて、ボールを右手指先に落下させる。
- 落下したボールを右手の指先で軽く保持したまま、右手の甲をやや観客向きに立てる。
- 左手は、あたかもボールを取り上げたかのような動きで、右手から離れる。
- 左手をゆっくりと握る。
- 右手は、さらに甲を観客のほうに向けつつ、ボールをフィンガー・パームする。
- 右手親指は、他の指に自然に添える形にして、決して立てない。
- 左手をゆっくり開く。
- 左手のボールが消えていることを示す。

③ 以上の各段階では、ボールを確実に保持したり放したりする指の知覚機能や運動機能の把握や訓練ができます。

④ さらに、右手指先のボールを掌側に落下（フレンチ・ドロップ）させたとき

の滑らかな右手首の内転や、それと呼応するような左手首の外転と拳を握る動作などの連動した動きが、神経系の指示と運動機能の改善の目安になります。これには、各指の連動が必要なことはもとより、そうした運動を確保するための筋肉の支持が必要です。神経によって、動きが適確に筋肉に伝達されないと、滑らかな動きが確保できないことになります。したがって、このフレンチ・ドロップによって、伝達する神経の機能や連動する運動機能などのチェックと訓練が行なえます。

⑤最終的に右手の薬指と小指でボールをフィンガー・パームするときの指の力の入れ具合をコントロールする運動機能の訓練ができます。

⑥左手でボールを取り上げる動作を行なうときの左手の各指の動きの訓練や、その状態を保持するための左手首の運動訓練、及び左右の手を連動させた動きをさせる運動機能などのリハビリも同時に行なえます。

3. コミュニケーション技術（機能）のリハビリテーション

①このマジックにおいては、特に、前提となるボールの認識が重要です。前述のように、リハビリテーションで改善を目指すひとつの目標に「コミュニケーション技術の上達」があります。ボールの消失では、そのことが何よりもたいせつです。観客（障害者）が目を離した隙にボールが消えていたのでは不思議さも減衰します。特に、精神的な障害のある者に見せる場合は注意しなければなりません。あるいは自閉症などでも、コミュニケーション能力の改善は、非常に重要な要素のひとつになります。

②「サーストンの３原則」で述べたように、「これからこのボールを消してみせます」などと、これから展開される現象をあらかじめ観客に言う必要はありません。もちろん、左手のボールが消えたあとで、右手を開いて、そこにまだボールがあることを示す「タネ明かし」も必要ありません。

③ボールの消失では、まず、ボールが右手の指先にあって、それを左手で取り上げ、最後にはそのボールが消えてしまうという各段階があります。このひとつひとつをコミュニケーションで確認していくことが障害者にとってはよい訓練になります。マジックの技術が上手ではなくても、うまくコミュニケーションを行なって、ボールを左手で取り上げたように見せられれば、ボールは本当に左手に握ったように見えます。

⑤コミュニケーションに留意して、この「ボールの消失」を振り返ってみま

ボールの消失（2）「フレンチ・ドロップ」

す。右手指の上にボールを置いて観客に示します。「これはどこにでも売っている普通のスーパー・ボールですが、まず、このボールには何の仕掛けもないことを調べてください」と言って観客のひとりに手渡します。観客が存分に調べたら、ボールを返してもらって、再び右手の指の上に置きます。このように、マジシャンが物体を示すだけでなく、相手に渡して調べさせるのは、相手に積極的な役割を演じさせ、演技に参加させるという、とても高度なコミュニケーション能力の訓練になります。もちろん、掌にボールを置いて黙って示すだけでもいいのですが、マジックにおいては、観客も、マジシャンが見せた（あるいは取り出した）ボールには、何か特殊な仕掛けがあるのではないかと思っていますから、心のどこかで、この物体（この場合はボール）を点検したいと思っているものです。そこで、マジシャンが、どうぞ調べてくださいと差し出せば、大概の観客は喜んでボールを受けとります。ひいては、それが、マジシャンと観客との間の垣根を取り払い、演技をしやすくすることにもつながります。

⑥観客から返してもらったボールを右手の親指と中指とで保持して示します。「このボールを、とりあえず、左手で持ちます」と言いながら、左手で右手指先のボールを取り上げに行きます。左手で取り上げようとするときに、右手は、ボールを「フレンチ・ドロップ」します。左手は、あたかもボールを握っているように握ります。このとき左手は実際にはボールを握ってないわけですから、そのことに罪悪感を覚える必要はありません。右手は、ボールをフィンガー・パームして、軽く身体にでも添えておきます（図10）。

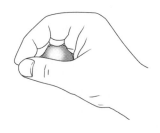

図10

⑦左手をやや上に掲げ、「ご覧ください。このボールは揉むと消えるのです」

と言って、左拳の中を揉み込むようにしながらゆっくり開くと、ボールは忽然と消えています。
⑧これでは、左手のボールが消えたあとで観客が右手を疑うに決まっていると思われる方がいらっしゃると思います。これは、マジックによるリハビリテーションの本で、マジックそのものの演出を解説する本ではありませんが、そのような疑問をもたれるのはもっともなことなので、そのことを解決するやり方は、すでに「パス」の項の最後に書いておきましたのでご参照ください。

「塩の瓶」ボールの消失（「パス」もしくは「フレンチ・ドロップ」）を使った本格的マジック

[このマジックを演じるのに必要な素材・材料]
①直径15㎜程度の樹脂製のボール　1個
②①で用意したボールと外見は同じボールで、中に磁石が埋め込んであるボール　1個
③蓋が金属（磁石にくっつく金属）でできた塩の瓶　1個

1. リハビリとしての情報

　このマジックは、すでに取り上げた「ボールの消失」の技術を使ったら、どのような本格的なマジックが演出できるかという例として解説するものです。私が最初にこのマジックを観たのは、アメリカ合衆国のマジシャン、Paul Wilsonの初期のDVDでした。ただ、そのあと、マジックのディーラー（奇術用具店）から用具一式が商品として販売されていますが、ポール・ウィルソンの名前はどこにも書いてありませんので、あるいは、原案は彼ではなく、私が知らないだけで、昔から有名なマジックである可能性はあります。
　これは、本格的なマジックですので、リハビリとしての機能訓練はもとより、何よりも、観客とのコミュニケーションが重要な要素です。したがって、やっと、ボールが消せるようになった方からすれば、とても、このようなことはできない、と思われるかもしれませんから、目標というか、ひとつの到達すべきゴールとして紹介するものです。

2. 演技の実際

　ほかの項と異なり、ここでは、最初に鮮やかな現象を示し、それを実現するマジックの技術、いわば「タネ明かし」を先に行ないます。次いで、それがリ

介護に役立つ　リハビリ・マジック

ハビリとしてどのような意味を持つかを解説します。

[現象]

　マジシャンは、1個の小さなボール（直径15mm）が入った塩の瓶を示します（図1）。この段階で、両手が空であることを何気なく示しておきます。

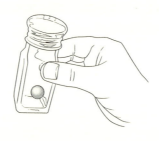

図1

　マジシャンは、この塩の瓶を左手で持ち、右手で瓶の蓋を回して蓋を開けます。このような動作の中で両手が空であることははっきりと観客にもわかります。開けた蓋はテーブルの上に置いて、今度は瓶の口が下になるように左手を傾けて、瓶の中のボールを転がせてテーブルの上に出します（図2）。

　空になった瓶は透明ですし、中にはもう何も入っていません。転がり出たボールを右手の指先で拾い上げてテーブルの上に置きます。ボールを置いたら、空いた右手で瓶の蓋を取り上げて、再び瓶に蓋をしてテーブル上に置きます（図3）。

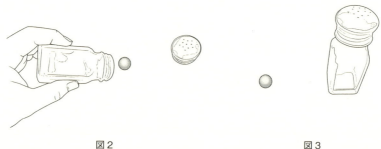

図2　　　　　　　　　　　図3

空になって蓋をした瓶は、マジシャンから見て、テーブルのやや右側に置いてあります。右手で、いま瓶から出してテーブルの上に置いてあるボールを取り上げます。このボールを左手に渡して握ります。マジシャンは、右手で、テーブル上の空の塩の瓶を取り上げます。この瓶の底を、左手に持っているボールに上から打ち付けます（図4）。同時に左手は開きます。

　一瞬にしてボールは、塩の瓶の底を貫通して中に入ってしまいます（図5）。右手で瓶を左手から持ち上げて、左掌を見せると、確かに、左手に握っていたはずのボールはそこになく、ボールは、瓶の底を貫通して瓶の中に入ったとしか思えません。

　ボールが完全に瓶の中に入っていることを示したら、再びこの塩の瓶を左手に持ち、右手で蓋を回して開けて、左手を傾けて瓶の中からボールを出します。そのまま、瓶とボールと蓋をすべて観客に渡して、いずれにも仕掛けがないことを調べて確認してもらいます。

　以上は、このマジックの現象です。上手なマジシャンが演じたら、まさに奇跡が起ったように見えます。しかも、使ったすべての道具（用具）を観客に渡して点検してもらうことができます。観客がいくら点検しても、ボールが瓶の底を貫通したとしか思えません。

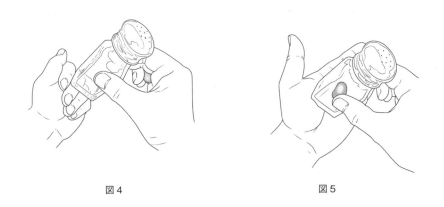

図4　　　　　　　　　　　図5

3. このマジックの構成要素

　リハビリのマジックでは、神経・運動機能や心的機能を改善することが主眼であるため、いくつかの例外を除いて、あまり、用具そのものに複雑な仕掛けのあるものは用いませんが、これは、練習や訓練を重ねた技術に、ほんの少し

「秘密（タネ）」の要素を加えると素晴らしいマジックが構成されるという好例です。

このマジックに使われている技術は、リハビリで習得した、ボールの「パス」もしくは「フレンチ・ドロップ」です。

倒叙的になりますが、このマジックの結末から段階的に遡って説明して行くことにします。最後の段階で、すべての用具を観客に渡して点検させていますが、この部分は、ちょっと別の技術が必要ですので、後で詳しく述べます。したがって、ここでは、ボールが塩の瓶の底から中に貫通してしまった状態から始めることにします。

①状況は明確です。マジシャンの左手は空で、掌は上に向けて完全に開かれています。その上には右手で保持した塩の瓶があり、ネジ式の蓋は完全に閉められています。そして、塩の瓶の中には、ボールが1個入っているのが見えます。前掲の図5が、まさにその状態を示しています。

②このマジックの冒頭に、これは、ボールを、「パス」もしくは「フレンチ・ドロップ」によって消すマジックの完成版であるということを述べました。ということは、もともと左手にはボールは握られていなかったわけです。したがって、この時点で、左手が空であることには、特に説明は要らないと思います。

③それでは、左手に渡した（あるいは取り上げた）とみられるボールはどこにあるのでしょうか？それは、「パス」の場合も「フレンチ・ドロップ」の場合もまったく同じで、右手の薬指と小指の付け根のあたりにフィンガー・パームされたままなのです（図6）。ただし、図6は、わざとパームしてあるボールが見えるように描いてあります。特に今回の場合は、ボールの直径が15㎜と小さいので、パームした手で塩の瓶を持っていても違和感はありません。

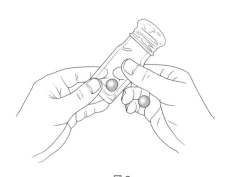

図6

④以上で、左手から消えたボールのことはわかりましたが、それでは、蓋をされた塩の瓶の中にあるボールはいったいどこから入って来たのでしょうか？まるで推理小説みたいですが、推理小説の密室ものがそうであるように、ボールは始めから塩の瓶の中にあったにもかかわらず、観客の目には見えなかっただけなのです。まるで、モーリス・メーテルリンクの「青い鳥」や、エドガー・アラン・ポーの「盗まれた手紙」のようではありませんか？探していた青い鳥は始めからそばにいて、手紙は隠してあったのではなく、ずっとみんなから見えるリビング・ルームの状差しの中に入れてあったのです。

⑤こんな透明な小さい瓶のどこにボールを隠す場所があるの？と思われるかもしれません。しかし、よく見ると、この小さい塩の瓶を構成している部分には、透明でない箇所があります。それはとりもなおさず銀色の蓋です。この蓋の材質は、実は鉄でできていて、磁石に反応します。一方、直径15㎜の小さなボールの中には磁石が埋め込んであって、ボールは蓋の裏に磁力でくっついていたのです。つまり、空だと思われた塩の瓶の蓋の裏には、あらかじめ磁石でくっついた同じボールが隠されていたのです（図7）。

⑥したがって、ボールはまったく同じものが2個あったわけです。しかも、そのうち1個は中に仕掛けのない普通のボールで、もう1個は、中に磁石が埋め込んであるボールです。このうち、磁石が埋め込んであるほうは、あらかじめ、鉄製の蓋の裏にくっつけておき、磁石の埋め込んでない普通のボールのほうは、塩の瓶の中に入れてあったのです（図8）。

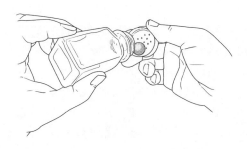

図7

介護に役立つ　リハビリ・マジック

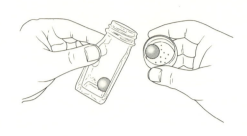

図8

⑦瓶の中から最初のボールを出してあたかも瓶が空であるかのように見せてから、再度、蓋を閉め直して、その状態で、塩の瓶を強く左掌の上に打ち付ければ、磁石で蓋の裏にくっついていたボールは、その反動で瓶の中に落下して来ます。この落下は一瞬のことですので、見ている観客からは、まるで、瓶の底からボールが入ったように見えるのです。

4．このマジックで実際に行なわれていること

①マジシャンは、図8のように準備した塩の瓶を観客に示します。すなわち、透明な塩の瓶に1個の小さなボールが入っています。すでに、マジック全体のメカニズムを説明したように、瓶の中にはボールが1個しか見えていませんが、実際には、蓋の裏側にもう1個のボールが内蔵された磁石でくっついています。もちろん、そのボールは観客の目からは見えません。

②この状態では用具を観客に改めさせることはできません。右手で、塩の瓶を上から軽く持って示し、中に1個のボールが入っていることを見せます。台詞としては、「この瓶はもともと塩（別に胡椒でもいいのです）を入れておく瓶だったのですが、今日は、塩の代わりにボールを入れてあります。」とでも言います。あえて、「ボールが1個だけ入れてあります」などとボールの個数を強調する必要はありません。ボールが1個しか入ってないことは、この時点では明らかですし、見て明らかであることを強調するのは怪しまれる元です。

③次に、この瓶を左手に移して、胴体の部分を左手に持ちます。このような動

作のとき、蓋の裏にくっついたもう１つのボールが一連の動きの反動で落ちるのではないかと心配になりますが、乱暴に上下左右に振ったりしない限りは大丈夫です。したがって、あまりにも慎重に瓶を扱ったりすると、かえって怪しまれます。

④瓶を左手にやや斜めに持って、右手で蓋を回して開けます（図9）。蓋を開けたら、蓋は、そのまま裏側が見えないようにして、テーブルの上に無造作に置きます（図10）。

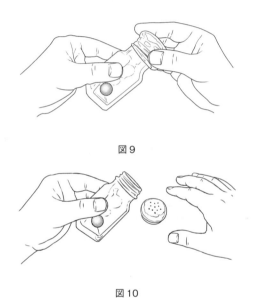

図9

図10

⑤左手の瓶を傾けて中のボールをテーブル上に転がり出します。右手は、転がり出たボールを取り上げて、一旦、テーブル上に置きます。左手は、瓶が空になったことを示したら、右手で蓋を取り上げて、再び、瓶に蓋をします。ネジが切ってありますので、ゆっくり回して蓋をします。このとき、蓋の内側が見えないように、左手の瓶をやや斜めに持って、蓋側が観客のほうを向くようにします。蓋の回転でボールが落ちないかと心配になると思いますが、そのようなことはありません。また、これは塩（もしくは胡椒）の瓶ですから、蓋の上にはいくつかの穴が開いています。そこからくっついているボールが観客に見えるのではないかと、これも心配になるかもしれませんが、そのような心配はまったくの杞憂です。落ち着いて、ゆっくりと蓋をします。こ

ときも、両手が空であることを何気なく示しておくことは重要な手続です。蓋をしたら、瓶は、マジシャンから見て、やや右側のテーブルの上に置きます。
⑥右手でテーブル上のボールを取り上げて観客に示します。そして、このボールを、前述の「パス」もしくは「フレンチ・ドロップ」で、左手に渡します。左手は握ります。もちろん、ボールは右手にフィンガー・パームされます。
⑦ボールをフィンガー・パームしたまま、右手でテーブル上の塩の瓶を取り上げます。蓋の上を持つよりも、瓶の胴体を持つようにします。そのほうがフィンガー・パームしたボールに気づかれにくいからです。
⑧右手の瓶を、握った左拳の上に持って行きます（図11）。瓶を少し上下に動かしながら反動をつけて、左拳に降ろし、同時に左手を開きます。瓶の底が開いた左掌にあたり、蓋の裏からボールが落下して、まるで瓶の底からボールが入ったように見えます（図12）。

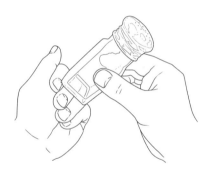

図11

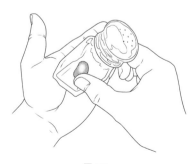

図12

⑨瓶の中にボールが入ったことを観客によく見せるために瓶を左手で持って、観客に示します。瓶を少し左右に振って、中のボールが動くことを見せると効果的です。観客が納得したら、そのまま、右手で瓶の蓋を回転させて外します。外した蓋は、さきほどと同じようにテーブルの上に置きます。

⑩左手の瓶を傾けて、中のボールをテーブル上に転がり出します。転がり出たボールを、右手の指先で取り上げに行きます。ただし、右手は、薬指と小指の付け根にすでにボールを１個フィンガー・パームしていますので、いま、テーブル上に転がり出た磁石内蔵のボールは、右手の親指と人差指、中指とでつまみあげるような形で取り上げます。

⑪次の動作は、どこにも解説してない特殊な動きですし、これはリハビリの範疇を超えますので、一応の動きだけを説明するに留めます。実際に、リハビリで「パス」や「フレンチ・ドロップ」を習得された方が、このマジックを行なう場合についての解決策は後述します。さて、いま、右手の指先には磁石内蔵のボールがあり、一方、右手の薬指と小指の根元にはもう１個の磁石が内蔵されていないボールがあります（図13）。

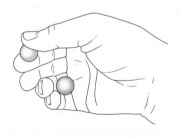

図13

⑫次の動きは一連の動作です。右手の指先でテーブルのボールをつまみあげたら、ただちに、人差指と中指とを深く内側に曲げて、ボールを親指の付け根に挟みます（図14）。これをサム（親指）・パームと言います。

介護に役立つ　リハビリ・マジック

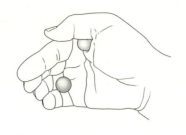

図14

⑬サム・パームしたら、同時に右手指先をすべて開いて、薬指と小指の付け根にあったボールをテーブル上に置きます。すなわち、2個のボールを交換したことになります。ここで、右手を手前に引くと、テーブル上には、口の開いた塩の瓶、瓶の蓋、磁石の内蔵されてないボールの3つが残りますから、このまま、すべての用具を観客に改めて点検してもらうことができます。

⑭最後のボールの交換は、いわば高等技法ですから、必ずしも必要ではありません。ボールを交換しない場合は、まず、観客に瓶と蓋とを渡して点検してもらい、それらを返してもらってから、ボールを渡すようにします。

5. この本格的マジックをリハビリの観点から

　これは、いわば完成されたマジックで、実際は、健常者にもなかなか演じるのが難しいマジックのひとつです。それでも、ここまで挑戦しようという方がいないとも限りませんので解説しておきます。また、これは本格的なマジックですから、マジックを始める前に準備が必要です。

　そのことも、リハビリでの重要な要素になってきます。すなわち、演技を始める前に、塩の空瓶に2個のボールをセットしておかねばなりません。磁石が内蔵されたほうのボールを蓋の裏にくっつけ、もう1個の普通のボールを空の塩の瓶の中に入れ、それから蓋をします。蓋はネジ式になっていますから、瓶を固定し、蓋を回転して閉めます。この健常者にとってはなんでもない作業が、障害者にとっては時間のかかる難しい作業である場合があります。

「塩の瓶」ボールの消失（「パス」もしくは「フレンチ・ドロップ」）を使った本格的マジック

①必要な機能
- 塩の瓶と2個のボールが必要であることの認識。特に、なぜボールが2個必要であるかを理解する能力
- ボール、塩の瓶というそれぞれの素材の認知能力
- 特に、塩の瓶が日常生活の中で、どのような役割を果たしている日用品で、それが、どのような構造と機能を持っているかを認識する能力
- 塩の瓶の中にボールが入っているという具象的ではあるけれど、非日常的な状態の認識能力
- 瓶の蓋を回して開ける際の左手による瓶の固定保持
- 瓶の蓋を回して開ける際の右手の指先による蓋の回転作業
- 瓶を保持している左手と蓋を開ける右手との連動運動機能
- 2個のボールの性質の区別
- 磁石の性質と機能の理解
- 磁石を内蔵しているボールを蓋の裏にくっつける意味の理解
- 蓋の裏に隠されたボールの意味の理解
- 瓶の中にもう1個のボールを入れて、蓋をする準備の理解
- 左手で空の瓶を固定して、その中に右手で普通のボールを入れること
- 普通のボールの入った塩の瓶に右手の指先で蓋を回転させて閉めること
- マジックの準備が完了したという認識
- 左手の瓶を一定程度傾けて、瓶の中からボールをテーブル上に転がり出す左手首の内転機能と調節の度合いのコントロール
- 傾けた瓶を元に戻す左手首の外転機能
- 転がり出たボールを右手指先で掴み上げるための指の伸展と屈曲の運動機能
- 空になった左手の瓶に右手で蓋をする運動機能
- ボールを指先で保持すること
- 手指を伸展させてボールを観客に示す能力
- 右手で保持したボールを放して他の指の上に落下させる運動機能
- 落下させたボールを、右手薬指と小指の付け根で保持する機能（フィンガー・パーム）
- 右手首の内転
- 左手でボールを受け取り（もしくは取り上げ）に行くときの各指の屈曲と伸展の運動機能と動きの調和

- 左右の手指の動きの連動
- 左手でボールを受取った（もしくは掴み上げた）ように見せる左手首の外転と握りの強さのコントロール
- 右手でボールを隠し持つ手指の運動機能
- 左手でボールを受取ったときの形の保持
- ボールが右手から左手に渡されたことを相手に（観客）伝える能力
- 右手にボールを隠し持ったまま塩の瓶を取り上げる運動機能
- 右手の瓶を左手の拳に振り下ろす腕と手首の連動運動
- 左手の拳を右手と呼応してタイミング良く伸展させる能力
- 左手のボールが瓶の底から中に入ったことを相手（観客）に伝える能力
- 伸展させた左手を使って、再び瓶を持って示す認知機能

②リハビリの目標
- 使われている個々の用具（ボール、塩の瓶、蓋）の確認と認識ができること
- 自分が行なう一連の手続の確認が相手（観客）とともにできること
- やろうとしていることと、そのための順序・手続きの認識と技術の理解
- 空の瓶にボールが1個入っている状態を相手（観客）に理解させること
- 瓶の蓋を開け、中からボールを出す一連の動きができること
- 右手で取り上げたボールをはっきりと相手（観客）に示すことができる静態的な能力
- 右手のボールを左手で受け取る（もしくは取り上げる）際の右手指先のボールを放す運動の認識と指の動きの程度のコントロール
- 左手が右手に連動してタイミング良く動かせること
- 左手がボールを受取った（もしくは掴み取った）ように見せる表現能力の開発と会得
- ボールをフィンガー・パームしたまま右手で塩の瓶を持ち上げる保持の仕方
- 塩の瓶を左手に打ち付けるときに左掌を開くタイミング
- ボールが瓶の底から打ち込まれたように見える表現
- 左手のボールが消えて、瓶の中に入っている自己評価と満足感
- 右手にボールをフィンガー・パームしたまま塩の瓶の蓋を開ける自然な

動作の練習
- ■ 知覚・運動技術の改善。空間の認識と運動の範囲の把握
- ■ コミュニケーション技術の強化

③その他の注意事項
- ◆ 左右どちらかの手に麻痺が残っている場合では、塩の瓶の操作性が落ちるので、このマジックを演じるのは難しい。

④応用
- ◇ 障害者によっては、片方の手がまったく機能しない段階にある場合がある。その場合は、塩の瓶を操作する人間と、ボールを操作する人間とを分けてもよい。1人の障害者から別の障害者がボールを受け取り（もしくは取り上げて）、2人で連動して行なう練習をしてもよい。しかしながら、これは1人のときよりも、かなり難しい。

[このマジックのリハビリ機能としての目的]

　「パス」や「フレンチ・ドロップ」は、もちろんボールを消すマジックの重要な技術のひとつですが、実際の演技では、こうした技術だけを直接的に観客に見せることはありません。こうした技術は、あくまでも一連の手順の中で使われる「技法」であって、これをマジックに昇華するためには、もうひとつ別の工夫が必要です。それが、この場合では、塩の瓶と磁石内臓のボールの使用だったわけです。こうした、技術と「タネ」との組み合わせによってマジックは成立していることが多いのです。
　そこで、マジック全体の個々の動作が、実際にリハビリテーションのどの機能改善に貢献するかを付説しておきます。

1．認知機能

①まず、障害者自身が、ボールと塩の瓶を確認することから始めなければなりません。これが、自分の「認知機能」であるとするならば、そのボールの存在や塩の瓶の存在や用途を相手にも確認させるという相手の「認知機能」に対する確認も重要な手続です。

②今度は、右手で取り上げたボールを左手に渡す、という行為に必然性があります。なぜなら、塩の瓶から転がり出たボールを左手に渡さないと右手が空かないからです。もちろん、そのようなことを相手（観客）に説明する必要はありませんが、マジシャン（障害者）の行なっている動作のひとつひとつを見ていれば、左手で持っている塩の瓶から転がり出たボールは、右手で取り上げるしかなく、次に、その右手で再び塩の瓶を取り上げるためには、右手のボールは左手に渡すしかないからです。したがって、一連の行為自体には説明は不要ですが、マジシャンがいったい何をやっているのかを相手に認識させることはきわめて重要です。

③今度も、物理的にガラスの瓶の底を貫通するはずのないボールが通過してしまう、という現象を理解することは容易ではありません。これには、「常識」という「認知機能」が必要です。したがって、障害者自身に、そのような「常識」のあることが必須ですし、相手（観客）に見せようとしている現象も理解していなければ、そもそもやっている行為が達成されません。

④また、左手に握ったはずのボールがガラス製の塩の瓶の底を貫通してしまうという現象が、日常生活において、なぜ不思議な現象なのかということも、演者自身のみならず、相手が把握していなければ、そもそもマジックとして成り立ち得ません。

⑤したがって、いま何が行なわれているのかを、段階的に相手に確認・認識させる作業が必要です。塩の瓶の中のボールを見せます。瓶の中には何がありますか？ボールです。瓶の中からボールを出します。このボールを右手で取り上げます。このボールを左手に手渡します、それを左手に握ります、いまボールはどこにありますか？左手の中です。ガラスの瓶の中は空です。塩のガラスの瓶を左手の拳めがけて打ち下ろします。ボールが瓶の底から中に入りました。開いた左手は空です。瓶の中には確かにボールが入っています。確認してみましょう。このような、各段階での認識がなければ、いきなり瓶を左手に打ち付けて、瓶の中にボールがあることと左手のボールが消えたことを見せても、ボールは最初から瓶の中にあった、と思ったのなら、この演技はマジックとしては成立しません。どうしても、早くクライマックスに持って行きたい、という心がマジシャン側にはありますから、自分のペースとスピードでマジックを手早く演じがちですが、観ている人（観客）に、起こっていることをひとつひとつわからせることが重要であることを、リハビリ・マジックではよりたいせつです。

2. 運動機能

① 1個のボールを右手で取り上げて、それを左手に渡して握る動作・行為は、健常者にとっては何の苦もなく行なえる普通の行為です。しかしながら、たとえば脳出血・脳梗塞などの後遺症で手の動きが自由でない者や、片麻痺の残る者、あるいは、心疾患で、身体の動きや呼吸に不自由のある者にとっては困難な作業です。リハビリを行なう医療従事者は、まず、そのことを踏まえ、マジックの目標を段階的なものにします。

② 段階の区切り方は、障害の程度によって異なりますが、たとえば、次のようなメニューです。

- まず、準備段階で、自分が、これから何を行なうのかを理解してもらう。それには、その全体の流れを口頭もしくは手話等の手段で表現できることが必要。
- 塩の空瓶と2個のボールを用意する。
- 瓶の蓋を開ける。
- 蓋に磁石内蔵のボールをくっつける。
- 瓶の中にボールを入れる。
- 蓋を閉める。
- ボールの入った塩の瓶をテーブルから左手で取り上げる。
- 左手で瓶を持ったまま、右手で蓋を開ける。
- 右手の蓋をテーブル上に置く。
- 左手で瓶を傾けて、テーブル上にボールを出す。
- 瓶から出て来たボールを右手で取り上げてテーブル上に置く。
- 右手でテーブルから蓋を取り上げて瓶に蓋をする。
- 瓶をテーブル上に置く。
- 右手親指、人差指、中指でボールを取り上げる（以下は「パス」です）。
- 右手の各指を進展させて、人差指、中指、薬指の上にボールを置いて示す。
- 右手の親指は、ボールがよく見えるように脇へ除ける。
- 左手の人差指、中指、薬指、小指の4本の指を軽く曲げてカップのようにする。
- 左手の親指は軽く脇へ除ける。
- 右手のボールを右親指で上から押さえて、右手首を反時計回りに回転さ

せる。
- ➤ 縦になった右手の甲は観客のほうを向く。
- ➤ 右手を縦にしたまま左手に近づける。
- ➤ 右手の親指で、ボールを下方に回転させる。
- ➤ 右手のボールを右手の薬指と小指とで保持する。
- ➤ 右手親指を放す。
- ➤ 左手でボールを受けとる仕草をする。
- ➤ 左手を握る。
- ➤ 右手でボールをフィンガー・パームする。
- ➤ 右手で塩の瓶を持ち上げる。
- ➤ 右手の瓶を左手の拳めがけて打ち下ろす。
- ➤ 同時に左手を開く。
- ➤ ボールが蓋から落下して瓶の中に落ちる。
- ➤ 開いた左手のボールが消えていることを示す。
- ➤ 瓶の中のボールを見せる（ここまでで演技としては十分です）。

③以上の各段階では、複雑な演技の全体像を自分で最初にイメージする能力が訓練されます。

④準備段階での塩の瓶の保持・操作やボールを扱う指の知覚機能や運動機能の把握や訓練ができます。

⑤左手に持った瓶を適当な角度に傾けることや、右手による蓋の開け閉めによる両手の運動機能の確認と制限が把握できます。

⑥右手で取り上げたボールを回転させ、それを左手に渡すという段階で、右手首の内転への回旋状態や、そのなめらかさ、また、ボールを放すタイミングの親指を中心にした各指の運動やそれを保持するための運動機能の改善ができます。これには、各指の連動が必要ですので、そうした細かく連動する運動機能などのチェックと訓練が行なえます。

⑦右手の薬指と小指でボールをフィンガー・パームするときの指の力の入れ具合のコントロールや右親指の保持の仕方による運動機能の訓練ができます。

⑧右手にボールをフィンガー・パームしたままで瓶を保持する複雑な運動機能の訓練ができます。

⑨左手でボールを受け取る動作を行なうときの左手の各指の動きの訓練や、その状態を保持するための左手首の運動訓練、及び左右の手を連動させた動きをさせる運動機能などのリハビリも同時に行なえます。

⑩左右の手が連動してタイミング良く動けるかの神経伝達による連動能力の確認と訓練ができます。

3. コミュニケーション技術（機能）のリハビリテーション

①このマジックにおいては、特に、前提となる塩の瓶とボールの認識が重要です。塩の空瓶にボールが入っている状態は、日常ではありえませんから、特に、精神的な障害のある者に見せる場合は注意しなければなりません。あるいは自閉症などでも、コミュニケーション能力の改善は、非常に重要な要素のひとつになります。

②「サーストンの3原則」で述べたように、「これからこのボールを塩の瓶の中に入れて見せます」などと、これから展開される現象をあらかじめ観客に言う必要はありません。もちろん、左手のボールが瓶の中に入ったあとで、右手を開いて、そこにもう1個のボールがあることを示す「タネ明かし」も必要ありません。

③ボールが最初右手にあって、それを左手に渡し、そしてそのボールが瓶の中に入るという各段階があります。このひとつひとつをコミュニケーションで確認していくことが障害者にとってはよい訓練になります。

④すべての演技を急いで行なう必要はありません。したがって、ひとつひとつを観客にマジシャンの表情と眼で確認する「身体によるコミュニケーション」も重要です。

⑤コミュニケーションに留意して、この本格的マジックを振り返ってみます。ボールが1個入った空の塩の瓶を観客に示します。「これはどこのご家庭にもひとつはある塩の瓶です。もちろん胡椒にも使えます。でも、今日は、塩や胡椒の代わりにボールが1個入っています。出してみましょう」と言って、蓋を開けてボールを出します。蓋は再び閉めて瓶はテーブル上に置きます。ボールは、場合によっては、観客のひとりに手渡して調べてもらいます。このように、マジシャンが物体を示すだけでなく、相手に渡して調べさせるのは、相手に積極的な役割を演じさせ、演技に参加させるという、とても高度なコミュニケーション能力の訓練になります。もちろん、掌にボールを置いて黙って示すだけでもいいのですが、マジックにおいては、観客も、マジシャンが見せた（あるいは取り出した）ボールには、何か特殊な仕掛けがあるのではないかと思っていますから、心のどこかで、この物体（この場合は

ボール）を点検したいと思っているものです。そこで、マジシャンが、どうぞ調べてくださいと差し出せば、大概の観客は喜んでボールを受けとります。ひいては、それが、マジシャンと観客との間の垣根を取り払い、演技をしやすくすることにもつながります。さらに、ここでは、あえて、「秘密」のある塩の瓶には何も触れないところが高度な技術です。

⑥観客から返してもらったボールを右手指の上に載せます。「このボールを、とりあえず、左手で持っています」と言いながら、右手のボールを左手に「パス」します。左手は、あたかもボールを握っているように握ります。このとき左手は実際にはボールを握ってないわけですから、そのことに罪悪感を覚える必要はありません。右手は、ボールをフィンガー・パームして、この手でテーブル上の瓶を取り上げます。

⑦左手の拳を前に出して、右手の瓶を左手の拳の上に持って行きます。この段階では、観客には次に何が起るかまったくわかってないわけです。「ご覧ください」と言って、右手の瓶の底を左手の拳に打ち付けます。同時に左手を開きます。ボールが音を立てて瓶の中に現れます。観客はびっくりします。

⑧このまま、右手の瓶をテーブル上に置いて演技を終ってもかまいませんが、観客は、例外なく、ボールが底から入った瓶と中のボールを点検したいと思っているものです。そこで、再び、瓶の蓋を開け、中からボールを取り出して見せることは重要です。

⑨仮に観客に、ボールも瓶も点検させるのであれば、瓶の蓋も点検させないわけにはいきません。したがって、その場合は、ボールをひそかに、右手にフィンガー・パームしている磁石内蔵でない、普通のボールと交換しておく必要があります。

⑩しかしながら、マジックは「勝負」ではありませんから、マジシャンが観客に挑戦的になることはありません。観客の中には、挑戦的に何もかも点検したい、という人がいるものですが、そのことを防ぐためにも、ボールが瓶の中に入ったことを見せた段階で、右手で瓶を持って、右手にフィンガー・パームしているボールともども、ポケットにしまってしまうことがひとつの解決方法です。観客は十分に目の錯覚を楽しんだのですから、マジシャンがすべての用具をしまってしまえば、それ以上は追求して来ないものです。このような、無駄な挑戦を避けるためにもコミュニケーション技術の訓練は大切です。

「塩の瓶」ボールの消失（「パス」もしくは「フレンチ・ドロップ」）を使った本格的マジック

[マジック・マニアのための注釈]

　これは、リハビリとは、直接関係のないことですが、ボールの代わりに500円玉（磁石にくっつきません）を使った商品が岡山の「クライス」から販売されています。商品の名前は、「トンネル効果」（2700円）と言います。現象は、ほぼ同じで、500円玉が瓶（商品はプラスチックの瓶）の底から貫通して中に入るものです。原理もほぼ同じですが、この商品が優れている点は、外した蓋の裏側を堂々と見せることができることです。それに、500円玉はもともと磁石にくっつきませんから、そもそも疑念を抱かせません。よく考えられています。

復活するロープ（その1）

[このマジックを演じるのに必要な素材・材料]
①木綿のロープ　長さ1．5メートル程度のもの1本（色は問わない）
②スコッチ・テープ　少々
③鋏　1丁　（ロープがすぐに切れるもの）

1．リハビリとしての情報

　一度切断したものの復活は、マジックの基本現象の「出現・消失・増加・減少」の4つで説明ができるでしょうか？これは、「切断したという事象の消失」か、あるいは「切断した部分の復活出現」という理解ができると思います。そんなふうに無理矢理考えて行くと、究極の場合、「増加」も数の「出現」として解釈できますし、「減少」も数の「消失」として理解できますので、マジックの現象としては、「出現」と「消失」しかないのかもしれません。
　ここで扱うのは、1本のロープを中央で切って、それを復活させるマジックです。「ロープ・マジック」というのは、それだけで事典が編まれているほどですから、マジックでは、非常に大きな分野です。単に切断したロープの復活から、長さが変化するものや、色の変わるもの、丸く結んだロープの輪が繋がるもの、結び目が移動するもの、などなど、たくさんのバリエーションがあります。
　ここでは、そのうち、もっとも基本的なマジックである、「復活するロープ」をリハビリに使用してみます。ロープの材質は、木綿製のものが、柔らかくてしなやかで、かつ芯のない中空のものが最も適していますが、アクリル製のロープなども、演技によっては使い勝手がいい場合があります。奇術用具店では、ロープ・マジック用の専用のロープを比較的安価で販売しています。しかし、わざわざそのようなものを購入しなくても、日曜大工用品の量販店などで

復活するロープ（その1）

普通に売られているロープで十分です（図1）。

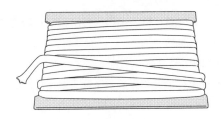

図1

「復活するロープ」ですから、ロープが必須な材料であるのは当然ですが、それと同じほど重要なものが、ロープをカットする鋏です。刃物ですので、リハビリの現場では使いたくない、と思われる方もいらっしゃるかもしれません。しかし、最近では、セラミックとかプラスチックで、先端の尖ってない、刃も比較的安全なものが市販されていますから、そういう種類の鋏を選択することによって、ある程度の安全性が担保されます。また、必ずしも障害者がロープをカットする必要はありません。鋏は、ロープをカットする以外の用途には使いませんので、鋏の使用を敬遠して、この素晴らしいマジックを取り扱わないのは惜しいことです。もし、刃物の使用が、リハビリを行なう障害者等にとって危険な場合があると判断されるのなら、医療従事者のほうで、この「復活するロープ」をメニューに選択しないでください。

　ロープ・カットの最大の利点は、現象がはっきりしていることです。ロープは真ん中で切れば2本になります。少なくとも観客からは2本になったように見えます。それが元通りにつながって1本になれば、鮮やかであることもさることながら、誰の目にもカットされたロープが復活したことがわかります。

①**必要な機能**
- ロープという素材の認知能力
- タネを作る作業の認識
- ロープを手（指）で保持するということ
- タネを左手に隠し持つことの意味

- ロープを指で持って観客に示す能力
- 鋏という道具とその使い方の認知能力
- ロープを真ん中から2つに折るということの手指の運動機能
- ロープの「真ん中」という認知能力
- 左手でロープのタネを隠し持つ手指（特に親指）の運動機能
- 左右の手指の動きの連動
- 右手でロープを操作する手指の運動機能
- 左手でタネとロープとを自然な形で保持する運動機能
- 鋏を右手（右利きの場合）で持って示す能力
- 鋏で、ロープの真ん中を切る認知機能と運動機能
- ロープが真ん中から2つに切れたことを示す能力
- ロープの断端を鋏で切る運動機能
- ロープの断端だけを左手から床へ落とす手指の細かな運動機能
- ロープを伸展させる左右の手の運動機能
- ロープが復活したことを観客に示す表現能力と伝達能力

②リハビリの目標
- 自分が行なう一連の手続の確認が相手（観客）とともにできること
- やろうとしていることと、そのための順序・手続きの認識と技術の理解
- 左手のロープをはっきりと相手（観客）に示すことができる静態的な能力
- 左手のロープの真ん中をカットする際のタネの交換のための左右の手指の連動
- 鋏による、滑らかなロープのカット
- 両手が連動してタイミング良く動かせること
- ロープが真ん中でカットされたように見せる表現能力の開発
- ロープが復活したように見える自己評価と満足感
- 知覚・運動技術の改善。空間の認識と運動の範囲の把握
- コミュニケーション技術の強化

③その他の注意事項
- 左右どちらかの手に麻痺が残っている場合でも、このマジックの練習を行なうことは有用である。利き腕にこだわらず、動かない方の手指でロー

プを保持・固定し、反対側の手で鋏を持ってカットする練習を行なう。
◆ このタネを使う「復活するロープ」ができるようになったら、今度は、タネを使わない次の、「復活するロープ（その2）」に進んでみる。

④応用
　◇ タネのロープの隠し方を工夫してみる。
　◇ 障害者によっては、片方の手がまったく機能しない段階にある場合がある。その場合は、1人の障害者がロープを持ち、別の障害者が鋏でロープをカットするようにして、2人で連動して行なう練習をしてもよい。しかしながら、これは1人のときよりも、かなり難しいし、特に鋏の扱い方には気をつけないといけない。
　◇ 上手にロープ・カットができない場合は、マジックの現象も練習も後述のように段階的に行なう。

2．マジックの実際の現象

[現象]

　マジシャンは、左手に長いロープを持って示します。ロープを真ん中から折って、丸く折られた部分を左手に持って、そこを右手の鋏で切ります。ロープはちょうど真ん中から半分にカットされたことになります。ロープの断端を鋏で切ってきれいにしてから、左手で揉むと、切ったはずのロープが復活します。

[準備]

　長さ90cmくらいの木綿製の中空ロープを用意します。この端から12cmくらいの端を切り取って、Uの字に曲げ、両端をそろえて根元をスコッチ・テープなどで止めて、小さな輪にします（図2）。これが、このマジックの重要な「タネ」です。

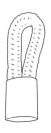

図2

[やり方]

①準備した「タネ」を左手の親指の根元に、観客からは見えないように挟みます（図3）。これをマジック用語では、サム（親指）・パームと言います。

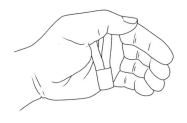

図3

②両手でロープを持って観客に示します。左手は、自然な形でロープを支え、右手はロープの先端部分を持って、右へ引いてロープを示します（図4）。このとき、左手の親指の根元に「タネ」のロープを挟んでいますが、手の甲が観客の方を向いているので「タネ」のロープは観客からは見えません。

復活するロープ（その1）

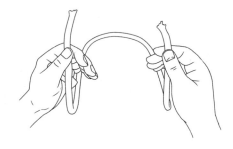

図4

③ロープを両手の間で示したら、右手の指先でロープの中央あたりを摘んで左手の指先の上に置きます。左手は親指と人差指でロープの真ん中あたりを持ってロープを下へ垂らします（図5）。右手は一旦放して、確かにロープの中央が、左手の指先の部分に来るように、下方を引っ張って調整します。

④ロープの中央が左手の指先で持っている箇所に来ていることを確認したら、この輪になった部分を右手の指先で上へ大きく引っ張って、確かに、ロープの中央であることを観客に示します（図6）。タネは、左手の親指の根元に隠し持ったままです（図6）。

⑤ロープの下方を右手で引っ張って、中央部分のロープの輪が、一旦、右手の中に隠れてしまうくらいに引っ張ります（図7）。そして、ただちに右手で、いま隠れたロープの中央部分の輪を引っ張り上げるような仕草で、実際は、親指の根元に隠しておいたタネの輪の部分を左手から引っ張り上げます（図7）。観客から見た光景は同じなので、観客は、いま、左手に一瞬隠れた中央の輪の部分を引っ張り上げたと思います。これが、このマジックのもっとも重要な動作です。

介護に役立つ　リハビリ・マジック

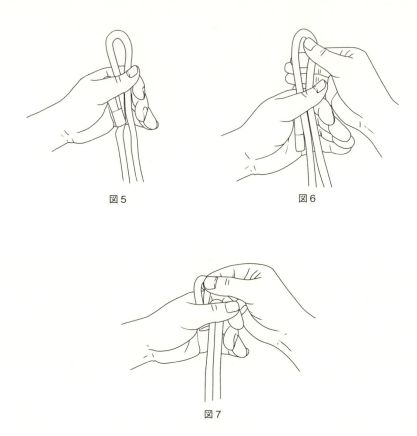

図5　　　　　　　　　　　図6

図7

⑥左手のロープの状態を観客によく見せます。もちろん、左手の掌側（裏側）は見せません。観客からは、単に、ロープを半分に折って、中央の部分を左手に持っているとしか見えません。また、そのように見せることができたら、このマジックは80％成功です。右手で鋏を持って、左手から出ているロープの輪の部分をカットします（図8）。観客からはロープを真ん中で2つにカットしたように見えます。

復活するロープ（その1）

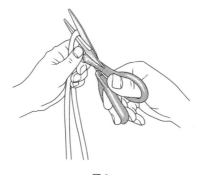

図8

⑦このままでは、左手にタネの短いロープが残ってしまいますから、この部分も、鋏で切って、切ったロープの端が床に落ちるのに合わせて、左手に残っている短いロープすべてを下に落としてしまいます（図9）。これは、大胆なタネ・ロープの処理に思われるかもしれませんが、観客は、切り取って下へ落ちていくロープには興味がありませんから、切ったロープと一緒に残りのタネ・ロープを床に落としても、誰も気付く人はいません。

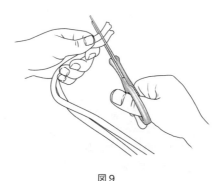

図9

⑧鋏をテーブルの上に置くか、ポケットにしまいます。左手は、残っている中央の輪の部分を握っています。右手で、下方へ下がっている2本のロープのうち、向かって右側のロープだけを取り上げて左手の向こう側に垂らします（図10）。
⑨そうしたら、左手の拳を握ったまま手の甲と反対側の拳側が観客のほうを向

くように下へ降ろして示します（図11）。
⑩この状態で、右手で左手の小指側のロープを持って、手前に引っ張ります。同時に左手を開きます（図12）。すると、切ったはずのロープの中央が復活したように見えます。

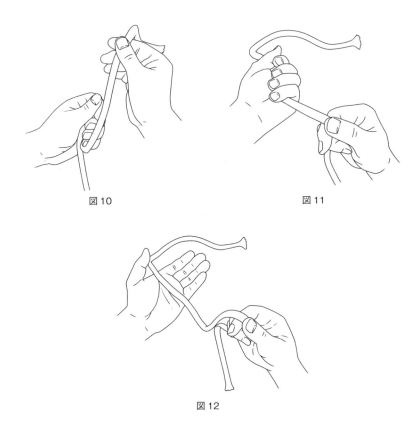

図10　　　　　　　　　図11

図12

⑪1本に繋がったロープは、再び両手に持って、いくらかしごいて見せ、完全に1本のロープであることを観客に見せます。

[このマジックのリハビリ機能としての目的]

　この「復活するロープ」では前述のような、小さな「タネ」を使います。実際のマジックでは、この種の「タネ」は周到に観客の目から隠されているため、観客は、誰もその存在に気付きません。リハビリの練習では、そもそも、その

「タネ」の扱いからリハビリの対象になります。このマジックで使う「ロープの切れ端」は、「タネ」と呼ぶにはかなり大きなものですが、このサイズのものを終始観客から見えないように扱うのは容易ではありません。加えて、「タネのロープ」を持っている手を滑らかに自然に見せるような動作で動かすのは、健常者であっても至難の業です。したがって、そのような特殊な点に留意して、段階的にリハビリを進めねばなりません。ここで、「段階的」とはどのようなことを言うのかを以下に詳述します。

1. 認知機能

①ボールのところでも述べましたが、今度は、ロープというものを障害者自身と、それを観ている観客との双方に認識させる必要があります。ロープというなんでもない材料が、ものを縛って固定するなどの用途はあるものの、実は、日常生活で、そんなに頻繁に使われるものでないことが、「認知機能」の妨げになります。したがって、ロープそのものがどのような物質であるかという認識を確認するために、一度、演者も観客も手にとって、どのような用途に使われているのかを確認しておく、というのも重要な手続です。ひとつの方法としては、箱などを縛って見せるのもいい案です。そのためにも、柔らかい木綿のロープが適しています。

②さて、「ロープ・カット」は、さらに複雑な認知機能が要求されます。それは、「ロープを切る」という行為と、「中央（真ん中）で切る」という具体的なように見えてやや抽象的な概念です。ロープを切って2つにする行為は、鋏で切ってみせれば、容易に認識できますが、マジックでは、最終的に切れてないことになるのですから、認知機能に混乱を来さないように注意しなければなりません。これには、ロープを一旦、切って、それを復活させるマジックであるというような説明が必要です。したがって、ロープを切ったことは、断端を見せることによって、はっきりと認識してもらうようにします。

③次に、「中央」の認識ですが、これは、長いロープを真ん中で2つに折って、そこがロープの中央であることを示します。このときは、真ん中で切らないで、その部分を鋏の先で挟むか、2本の指で挟むかして、両端をそろえて下に垂らして同時に示すことによって、同じ長さのロープが2本できあがることを強調します（図13）。

④マジックは、ここでも、「常識」をすべての前提としています。「常識」では

到底起こりえないはずの事柄が起きるから不思議なのです。この場合は、切ったはずのロープがつながるはずはない、あるいは、切れたロープが復活するはずはない、という「常識」です。演じている障害者自身に、そのような「常識」のあることが必要であるばかりでなく、観ている相手（観客）にも、そのような復活現象が理解できなければ、どこが不思議なのか、理解されませんし、マジックという行為が達成されません。

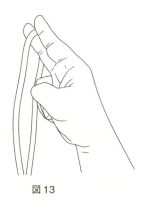

図13

⑤今回も、いま何が行なわれているのかを、段階的に相手に確認・認識させる作業が必要です。右手の長いロープを示します、このロープを左手に手渡します、それを２つ折りにします。ロープの中央はどこですか？その部分を上に引き上げて、確かに、その部分がロープの中央であることを示します。もう一度、このロープを左手に握ります。ロープの中央部分を右手で上へ引き出します。このような、各段階での認識が重要です。

2. 運動機能

①「タネ」のあるマジックは、「タネ」の扱いがひとつのポイントになります。まず、障害者とともに、「タネ」の作り方からやってみましょう。ロープを12cmくらいに切って、それを輪にして、根元をスコッチ・テープなどで留めます（図14）。

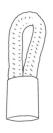

図14

②この「タネ」を観客に見せないように保持することがもっとも重要です。輪の丸くなった部分を左手の親指のつけ根に挟んで保持します（図15）。これをサム（親指）パームと言いますが、左手に麻痺や拘縮のある障害者もいますので、その場合は、左右すべてを逆にすることにして、右手の親指のつけ根に挟んでパームします。

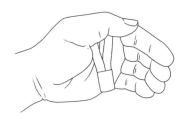

図15

③左右どちらであっても、脳出血・脳梗塞などの後遺症で左右の手の動きが自由でない者や、どちらかに片麻痺の残る者にとっては、親指のつけ根にこの小さなロープのタネを保持すること自体がきわめて困難な作業です。リハビリを行なう医療従事者は、まず、そのことを踏まえ、マジックの目標を次のように細かな段階的なものにします。

④段階の区切り方は、障害の程度によって異なりますが、次のようなメニューです。

➢ 小さなロープ（12cm）を長いロープから切り出す。（鋏が使えない場合は、使える人が切るか、医療従事者が切る）

➢ 小さなロープを輪にしてスコッチ・テープなどで固定して「タネ」を作る。

- 「タネ」の輪の部分を左手の親指のつけ根に挟んで保持する。
- 右手の親指、人差指、中指でロープをよく見えるように示す。
- タネをサム・パームした左手の指先に右手のロープをかける。
- 右手で、左手にかけたロープの中央付近を持って、一旦取り上げ、次に中央付近が左手指先の上からやや上へ突き出すようにして置き直す(図16)。

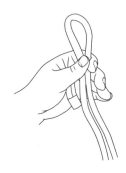

図16

- 右手で、左手のロープの下の部分を引っ張って、一度左手の中に引っ込ませる。
- いま引っ込んだロープの輪になった中央部分を再び右手で上へ引っ張り上げると見せて、サム・パームしていたタネの輪の部分を左手指先から上に出す(図17)。

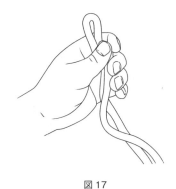

図17

- タネのロープの輪の部分を右手で鋏を取り上げて切る。
- 切った断端を観客に示す。

- ➤ 断端も右手の鋏ですべて切り落とす。
- ➤ 鋏を置いて、右手で左手から垂れ下がっている2本のロープのうち、1本を持つ。
- ➤ 左手を放す。
- ➤ 右手に復活した一本のロープが残る。
- ➤ 右手のロープを示す。

③最後の復活のところは、もう少し、きれいな見せ方がありますが、いまの場合は、そのような修飾的なことに囚われず、切ったロープがみごとに復活した現象に集中させます。上の各段階では、ロープを確実に保持する指の知覚機能や運動機能の把握や訓練ができます。

④ロープを左右の手に移動させて持つことや、タネが観客に見えないように配慮することの動きの中で手指や手首の回転、内外転や回旋、またその滑らかさなどが訓練されます。またロープを保持したり放したりするタイミングの各指の運動やそれを保持するための運動機能の改善ができます。これには、各指の連動が必要ですので、そうした細かく連動する運動機能などのチェックと訓練が行えます。

⑤鋏を扱うために、一時的にロープを左手に保持しますが、最初はタネを持っているために、どうしても左手に力が入る過ぎるきらいがあります。そのような左右の手の力の連動がリハビリに有効です。また、鋏を扱うための指の力の入れ具合のコントロールや鋏の保持やロープを切断する動作の運動機能の訓練ができます。

3. コミュニケーション技術（機能）のリハビリテーション

①ロープを相手（観客）に認識させることが重要です。前述のように、リハビリテーションで改善を目指すひとつの目標に「コミュニケーション技術の上達」があります。ロープ・カットでは、切断されたはずのロープが再び繋がる、のですから、ロープを物理的なものとして認識してもらうことが最初の大前提になります。

②次に、ロープをカットするときのコミュニケーションが重要です。ロープを中央から2つに切った現象をはっきりと認識してもらわねば、観客（障害者）が切断を認識しないのにロープが繋がっていたのでは、まったく不思議ではりあません。特に、精神的な障害のある者に見せる場合は注意しなければな

りません。あるいは自閉症などでも、コミュニケーション能力の改善は、非常に重要な要素のひとつになります。

③「これからこのロープを切って、元通りに繋げてみせます」などと、これから展開される現象をあらかじめ観客に言う必要はありません。

④ロープ・カットでは、まず、1本の長いロープがあって、それを左手に渡し、ロープの中央を鋏で切って2本にし、それが再び1本に繋がるという段階があります。その各段階をコミュニケーションで確認していくことが障害者にとってはよい訓練になります。

⑤コミュニケーションに留意して、「ロープ・カット」を振り返ってみます。右手指先に1本の長いロープを持って観客に示します。「これはどこにでも売っている普通のロープですが、まず、このロープには何の仕掛けもないことを調べてください」と言って観客のひとりに手渡します。観客が存分に調べたら、ロープを返してもらって、再び右手の指先に持ちます。このように、マジシャンが材料を示すだけでなく、相手に渡して調べさせるのは、相手にも積極的に参加させるという、とても高度なコミュニケーション能力の訓練になります。もちろん、指先にロープを持って黙って示すだけでもいいのですが、マジックにおいては、観客も、マジシャンが見せたロープには、何か特殊な仕掛けがあるのではないかと思っていますから、心のどこかで、このロープを点検したいと思っているものです。そこで、マジシャンが、どうぞ調べてくださいと差し出せば、大概の観客は喜んでロープを受けとります。ひいては、それが、マジシャンと観客との間の垣根を取り払い、演技をしやすくすることにもつながります。

⑥観客から返してもらったロープを左手指先にかけます。「このロープの真ん中付近というのは、大体このあたりです」と言いながら、右手の指先で、左手のロープの真ん中付近を持って示し、再び、左手に置きます。

⑦ロープの下の部分を右手で下から引いて左手の中に輪の部分を引っ張って一旦観客の目からは見えなくし、次にタネの小さいロープの輪の部分だけを上に出します。ここで、タネのロープを上に引っ張りすぎないように注意します。観客からは、ロープの中央の折れ曲がった輪の部分だけを左手の上に引っ張り出したように見えねばなりません。このとき、「この真ん中のところからロープを切れば、ロープはちょうど二等分されます。つまり、ここで切ると、同じ長さのロープが2本できることになります」と言います。

⑧「では、2等分してみましょう」と言いながら、右手で鋏を持って、ロープ（タ

ネのロープ）の輪の部分に鋏の先端を入れてカットします（図18）。あるいは、自分で切るのが困難な人は、鋏を扱える人に切ってもらいます。タネの部分を左手の中にしっかり握っていれば、観客に鋏を渡して切ってもらうことも可能ですし、そのほうがマジックの演出としては面白いかもしれませんが、ここでは、リハビリの目的を逸脱するので、そのような方法は考慮しないことにします。

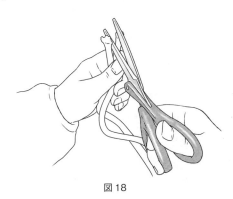

図18

⑨切った断端を見せながら、「これで、ロープは2つになりました」と言います。このままでは、タネの短いロープが残ってしまいますから、鋏で、余分なロープの端は、すべて切ってしまいます。切りながら、「端っこを切りそろえておきます」と言いながら最後のスコッチ・テープで固定した部分も床の上に落としてしまいます。観客の中で、そのようなことに気付く人はいないから安心してください。使い終った鋏は、脇へ除けるか、安全な場所にしまいます。
⑩左手の拳から2本のロープが下がっています。このうち、1本を右手で取り上げて、拳の向こう側（観客側）に回します（図19）。

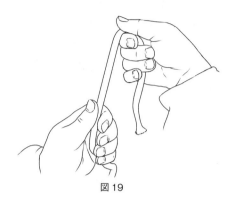

図19

⑪左手を甲が下になるように、指先が上になるようにして保持し、ゆっくりと指を開いて掌の中見せると、掌の中で、切ったはずのロープが復活しています。「どういうわけか、2本に切ったはずのロープが、いつのまにか繋がっているのです」と言います。

復活するロープ（その2）

[このマジックを演じるのに必要な素材・材料]
①木綿のロープ　長さ１メートル程度のもの　１本　（色は問わない）
②鋏　１丁　（ロープが容易に切れるもの）

1. リハビリとしての情報

　「復活するロープ（その1）」では、「タネ」のロープを使いました。マジックにタネはつきものですが、タネを使わないでその部分を技術でカバーするマジックもたくさんあります。その分だけマジックとしては高等技になります。観客にタネの存在を知られないように苦心する必要がないだけに、一度習得してしまえば、そちらのほうが演じやすいという利点もあります。
　本書で扱うリハビリ・マジックは、ある一定の運動機能に着目した特異的なリハビリではなく、障害の程度も範囲も、かなり広範囲に捉えた、いわば広義のリハビリですので、やや、高等技とも言える、タネのロープを使わない「復活するロープ」もとりあげることにしました。
　観客から観た現象としては、「復活するロープ（その1）」とまったく同じで、１本のロープを中央で切って、それを元通りに復活させるマジックです。ただし、「復活するロープ（その1）」で使ったような、短いタネのロープを使いませんので、マジックとしては、次のような多くの利点があります。

- ◆　タネのロープを事前に準備する必要がないこと。したがって、ロープと鋏さえあれば、いつでも自由に演じることができること。
- ◆　ロープを最初に完全に改めることができること。場合によっては、ロープを観客に渡して調べさせることも可能。
- ◆　タネのロープを保持していないので、手指の動きに制限がなく、観客の眼からの死角もないこと。

◆　ロープを真ん中から切った瞬間に、ロープの端が下に垂れ下がるので、あたかも本当にロープを切ったような印象を観客に与えることができること。

◆　演技の仕方によっては、ロープの切れ端を鋏で切って処理する必要がないこと。（これは、「復活するロープ（その1）」で、タネのロープの処理をするために、タネの短いロープを鋏で切って処理していたが、そもそも、この「復活するロープ（その2）」では、タネのロープがないので、処理する必要もないということ。ただし、以下の解説では、演技を簡単にするために、やはり短いロープを鋏で切って処理している。）

　このマジックを練習する場合のリハビリの意義は、両手の手指の連動によるロープの扱いです。流れるように滑らかにロープを扱えることが最大の目標ですが、そのような段階に至らなくても、充分に不思議さを実現することができます。

　使用するロープの材質は、「復活するロープ（その1）」で使用したものとまったく同じ木綿製のもので、柔らかくしなやかで、かつ芯のない中空のものが適しています。

　今度も、演じるマジシャンがロープをカットする演出になっていますが、今回の場合も、必ずしも障害者がロープをカットする必要はありません。マジシャンが、ロープの中央と思われる部分を指先で差し出して、その部分を別の障害者あるいは観客にカットしてもらうことが可能ですし、見せ方によっては、そのほうが不思議さの度合いが増すと思われます。もし、障害者に刃物である鋏を使わせることが適当でないと考えられる場合は、このカットの部分だけを健常者もしくは医療従事者に行なってもらい、ロープの復活の部分においては、鋏を使わない後述のやり方を採用すれば、鋏は、ロープをカットするときの一回しか使用しないで済みます。

　この「復活するロープ（その2）」は、まったくタネのないロープの真ん中を、そのまま切ったように見せることにすべての演技の要諦があります。またそうでなければ、マジックそのものが成り立ち得ません。したがって、最初のロープの操作が第一に重要で、そのあとでロープを復活させる現象には、いくつかのバリエーションがあります。

①必要な機能
　● ロープという素材の認知能力

復活するロープ（その2）

- ロープを両手で扱う運動機能
- ロープを手（指）で保持するということ
- ロープを両手でしごくという動作とその意味
- ロープ以外に両手には何も持っていないことを示す表現力
- ロープを示すことにより、ロープには仕掛けがないことと、マジシャンの両手が空であることを観客にわからせる能力
- 鋏という道具とその使い方の認知能力
- ロープの真ん中を探すためのロープを扱う手指の運動機能
- ロープの「真ん中」という認知能力
- ロープの真ん中を観客に示す表現力と手指の運動機能
- 左右の手指の動きの連動
- 同じ動作を2回行なう意味の理解
- 1回目と2回目のロープの位置関係の違いの理解と保持する手指の運動機能
- 1回目と2回目とが観客から見てまったく同じであることを示す能力
- 鋏を右手（右利きの場合）で持って示す能力
- 鋏で、ロープの真ん中を切る認知機能と運動機能
- ロープが真ん中から2つに切れたことを示す能力
- ロープの断端を鋏で切る運動機能
- ロープの断端だけを左手から床へ落とす細かな運動機能
- ロープを伸展させる左右の手の運動機能
- ロープが復活したことを観客に示す表現能力と伝達能力

②リハビリの目標
- 自分が行なう一連の手続の確認が相手（観客）とともにできること
- やろうとしていることと、そのための順序・手続きの認識と技術の理解
- 左手のロープをはっきりと相手（観客）に示すことができる静態的な能力
- ロープの点検ができること
- 両手が空であることを見せることができること
- ロープの真ん中を示すためのロープの操作ができること
- ロープの真ん中を示すまでの左右の手指の連動
- 鋏による、滑らかなロープのカット

- ロープをカットすると同時に、2つの端を手から放して下に降ろせること
- 手の動きとロープの動きとが連動してタイミング良く動かせること
- ロープが真ん中でカットされたように見せる表現能力の開発
- ロープが復活したように見える自己評価と満足感
- 知覚・運動技術の改善。空間の認識と運動の範囲の把握
- コミュニケーション技術の強化

③その他の注意事項

◆ 左右どちらかの手に麻痺が残っている場合は、両手を連動させるこのマジックは難しい。ただし、たとえば、ロープを左手で保持すると仮定して、実際に左手の動きは大きくないので、もし、左手の手指（特に親指）でロープを保持できるのであれば、右手の動きだけでこの「復活するロープ（その2）」の練習を行なうことは可能である。利き腕にこだわらず、動かない方の手指でロープを保持・固定し、反対側の手でロープを操作する練習を行なってみるのがよい。

◆ 必ずしも、ロープを実際にカットするまで練習する必要はなく、フェイク（偽）の「真ん中」が作れるようになれば、それだけでもこのマジックの練習としては達成できたと言える。

◆ 最初にロープの真ん中を示すときと、次にフェイク（偽）の真ん中を作るときとの両手の動きは、マジックとしては、基本的にほとんど同じように見えなければならないが、ここでは、リハビリの目的を優先させて、必ずしもそのことに固執する必要はない。

④応用

◇ ロープそのものには何も仕掛けがないのだから、最初のロープの見せ方を大胆に行なうなどの演出を工夫してみるのは面白い。

◇ 障害者によっては、片方もしくは両方の手が思うように機能しない段階にある場合が容易に想定される。その場合は、前の「復活するロープ（その1）」でも試したが、1人の障害者がロープの一端を持ち、別の障害者がもう一端を持って、ロープの真ん中（この場合はフェイク）を作り、そこをカットするようにして、2人で連動して行なう練習をしてもよい。あるいは、障害者と医療従事者という組み合わせでもよい。

復活するロープ（その2）

◇　上手にロープの「真ん中」が作れない場合や、カットができない場合は、マジックの現象も練習も後述のように段階的に行なう。

2．マジックの実際の現象

[現象]

　マジシャンは、両手に長い1本のロープを持って示します。両手には、ロープ以外のものは何も持っていないことを何気なく示します。マジシャンは、ロープの中央付近を探してロープを持ち替え、ちょうど中央と思われる部分で、ロープを鋏で2つにカットします。カットした瞬間、ロープの両端は、下に降りて垂れ下がり、確かにロープが中央から切れたことを物語ります。ロープはちょうど真ん中から2つにカットされたことになります。そこでロープの断端を鋏で切ってきれいにしてから、左手で揉むと、切ったはずのロープが元通りの1本に復活するのです。

[準備]

　長さ1メートルくらいの木綿製の中空ロープを用意します（図1）。あまり短いロープでは、しなやかな動きができませんし、最終的にロープは短くなって終りますから、1メートルくらいの長さのあるものが適しています。
　鋏は、テーブルの上にでも置いておいてください。

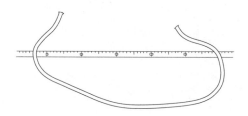

図1

[やり方]

①ロープの両端を左右の手でそれぞれ持って、観客に示します（図2）。このとき、軽く各指の間も開いて、左右の手の中に何も持っていないことを何気なく観客に示します（図2）。「両手は空です」などと言う必要はありません。

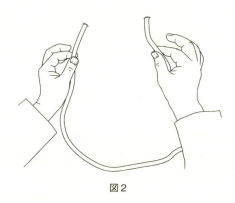

図2

②右手を一旦放し、左手だけでロープを持って示します（図3）。右手で、このロープをしごいて、ロープそのものには仕掛けがないことを示します。ここで、場合によっては、ロープを観客に手渡して調べさせることも可能です。

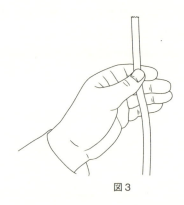

図3

③ロープの左端を左手で持ったまま、右手で、ロープの中央と思われる部分を持ち上げて左手のロープの左端の右横に左手の指より上方に突き出るように置きます（図4）。

復活するロープ（その2）

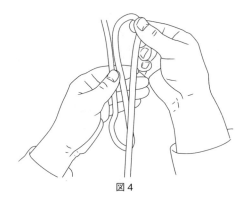

図4

④さらに、この右横に、ロープの右端を、やはり左手の指先より上方に位置するように置きます（図5）。結果として、ロープの中央部分は、輪のようになって、左手から上へ突き出る形となります。観客からは、ロープの中央部分を左手に渡したように見えなければなりませんが、これは実際にそのようにしていますので、まったくやましい動きはありません。ここで、右手は一旦放して、左手の指先に、確かにロープの中央が輪のようになって、ロープの両端の間に来ていることを示します（図5）。

⑤ロープの中央の輪になっている部分が左手の指先より上方になっていますが、この輪の部分の中に右手の人差指と中指を、あたかもジャンケンの鋏のような形にして、中指を下側、人差指を上側にして入れます（図6）。このまま、右手の人差指と中指とでロープの中央部分をしっかり挟んで、左手をロープから放します。すると、ロープの両端は下に垂れ下がり、右手の2本の指だけで、ロープの中央部分を挟んで持っている形になります（図7）。この状態になったら、「このあたりが、ちょうどロープの真ん中です」と言います。

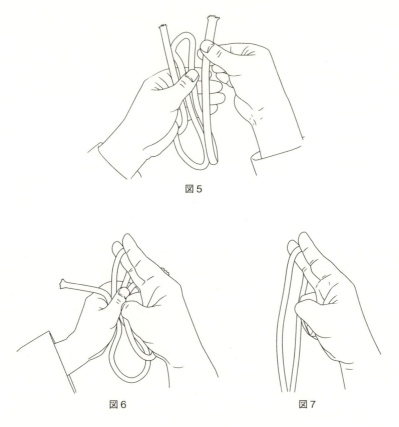

図5

図6 図7

⑥右手の人差指と中指とで持っているロープを再び両手でしごいて示します。これは、最初にロープを見せたときと、まったく同じ形です。次に、今と同じような（少なくとも観客からは同じように見える）動作で、秘密の動きを行ないます。

⑦まず、ロープの一端を左手の人差指と中指の間に挟みます。指の位置としては、指の第2関節あたりです。ロープの短い端が人差指の腹側に出るようにして、ロープの反対側の長いほうの部分は、人差指と中指の間から、中指・薬指・小指の背側を越えて下へ垂れ下がるように保持します（図8）。この持ち方が以下の動作で重要となりますので、図8をよく見て、間違わないようにしてください。

復活するロープ（その2）

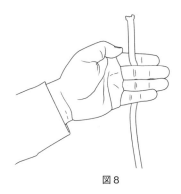

図8

⑧これは、単に、さきほど同じように、ロープの左端を持って、1本のロープ全体を示したのと同じです。ここで、右手の指先で、ロープの中央部分と思われる箇所を取り上げます。動きを止めずに、この部分を左手に持って行き、左手の人差指と中指の間から突き出ている短いロープの端に、向こう側から手前にかけます（図9）。あたかも右手指先で持っているロープで、この左手の短いロープの端を巻くような動作です。動作をしやすいように、左手のロープで持っている部分をやや手前に寝かせるようにすると操作がしやすいです。

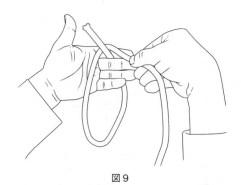

図9

⑨右手指先のロープを左手の人差指・中指で持っているロープの短い端に向こう側からかけると、どうしても、左手の人差指・中指で支えている短い端は手前に寝てしまいますので、これを左手の親指の爪側を使って向こう側に撥

ねて起こしてやります（図10）。このような細かいテクニックが、観客から見たときに、ロープの扱いが自然に見えるコツです。

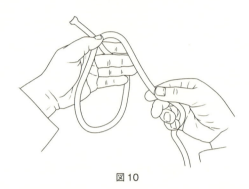

図10

⑩右手指先で持っている部分を左手指先から突き出ているロープの短い端にかけて、ロープの端を左親指の爪側で撥ねて起したら、ただちに右手をそのままロープの上を滑らせて、ロープの反対側の端を持ちに行きます（図11）。このとき、左手は、握るのではなく、軽く開きつつも、掌の中は見えないような形にしておきます（図11）。

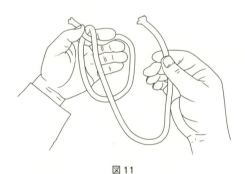

図11

⑪右手でロープの反対側の端を持ったら、そのまま右手を左手に近づけて、左手で輪のようになっているロープの観客側の部分（マジシャンの左手の背側の部分）のロープの上方部分を掴みます（図12）。そして、ただちに、右手で持っているロープすべてを左手に渡します（図13）。このようにすると、

最終的にできあがった左手のロープの形は、観客から見る限り、さきほどの最初の形とまったく同じように見えます。しかしながら、このときできあがったロープの中央部分は、実際はロープの中央ではなくて、左端からすぐの部分に過ぎません。

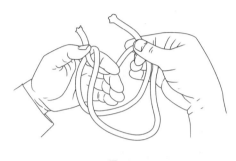

図12

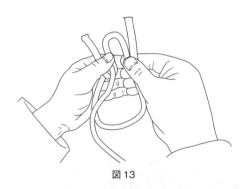

図13

⑫ここで、左手から見えているロープの両端の間で輪になっている部分を鋏でカットします（図14）。さきほどとロープの形が同じなので、観客は、今度もロープの中央でカットしたものと思います。

介護に役立つ　リハビリ・マジック

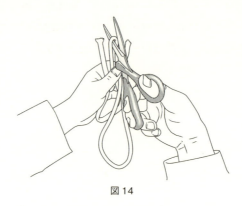

図14

⑬鋏でカットしたら、ただちに、長いほうのロープの両端部分を指から放して下方に垂らします（図15）。こうすることによって、ロープが中央からカットされたことを、ますます観客に印象づけるのです。

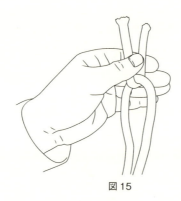

図15

⑭この状態で、左手を一旦軽く握り左手の上に出ているロープの短い部分を右手で持った鋏で何回か細かく切って処理します。鋏で、短いロープを複数回切って床に落としながら、最後に、鋏で切った部分と、残っている短いロープの断端とを同時に床に落としてしまいます。この過程で、いわば、ロープの秘密の部分が処理されてしまうのです。そして、鋏を置いてから、カットされたと思われる部分を左手で握り、右手で、ロープの一端を持ちます（図16）。

復活するロープ（その2）

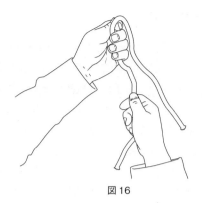

図16

⑮右手でロープを手前に引っ張りながら、左手を開いて見せると、カットされたはずのロープが復活したように見えます（図17）。復活したロープは、再び両手に持って、いくらかしごいて見せ、元通り、1本のロープであることを観客に見せて終りです。

⑯最後に切ったロープを復活させる部分は「復活するロープ（その1）」とまったく同じです。この場合、さらなる鋏の使用がありますし、このときの鋏でのカットは、かなり細かくてかつ複数回に及び、右手でカットするだけでなく、最後の部分で、左手に残っている断端も同時に床へ落とすという動作がありますから、ちょっと抵抗のある医療従事者の方がいらっしゃるかもしれません。その場合は、次に述べる、鋏を使わない鮮やかな復活の方法があります。

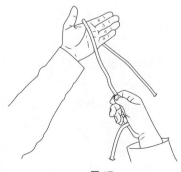

図17

介護に役立つ リハビリ・マジック

［ロープの復活の別の終わり方］

⑰ロープを、あたかも真ん中からカットしたような状態から始めます。このときの左手と左手にロープを持っている状態は、図15とまったく同じです。このロープ全体を一旦、左手から右手に持ち替えます。これは、そのまま渡すのですが、このとき、左手の中で、短いロープと長いロープとが交差しているのを観客に見られてはいけませんので、注意して持ち替えます。この持ち替える作業は、あとから全体の動きを考えると、なんとなく不必要に思われるかもしれません。しかしこれは、1本のロープを真ん中から切って2本にして、それをそのまま左手から右手に無造作に持ち替えることによって、確かにロープが2本になったことを印象づける重要な動作です。

⑱右手に持ち替えたら、空いた左手で下にぶら下がっているロープの下側の端を2つとも取り上げて右手と対称になるような形で持ちます（図18）。図18は、あくまでもマジシャン側から見た図であって、観客からは、右手の中のロープの交差は見えません。

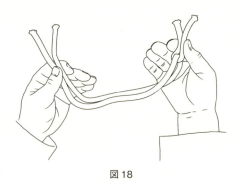

図18

⑲左右の両手をマジシャンの身体の前で近づけます。左手の親指で、左手の2本のロープの1本の端と右手の短いロープの1本の端とを押さえて、この部分を左手の親指と左手の人差指・中指とでしっかり保持します（図19）。

復活するロープ（その2）

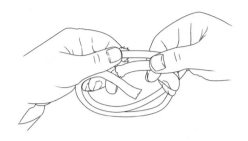

図19

⑳このまま、左手で押さえている「つなぎ目」の部分だけをそのままにして、すべてのロープから手指を放します。同時に両手を軽く振るといいです。そうすると、カットしたロープが一瞬で元の1本のロープに復活したように見えます（図20）。鮮やかです。ロープが復活したことを示したら、このままロープを丸めて、ポケットなどに入れて終ります。

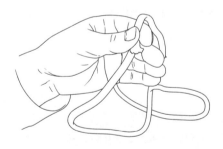

図20

[このマジックのリハビリ機能としての目的]

　この「復活するロープ（その2）」では、いわゆる「タネ」がありません。したがって、「復活するロープ（その1）」のように、タネのロープを巧妙に観客の目から隠したり、タネの扱いに気を遣ったりするということが不要です。その代わり、ロープを自然に、しなやかに扱いながら、ロープに仕掛けのないことはも

149

ちろん、両手が空であることを「何気なく」示すという、別の動作が必要になります。また、こうした、ロープを扱う動きの中で、あたかもロープの真ん中の部分を示して、そこを鋏で切ってロープを2本にしたという印象を観客に与えなければなりません。

そこで、リハビリの練習でも、ロープをしなやかに扱うための両手首の回旋・回転運動の練習がまず必要となるとともに、両手を連動して動かすという運動機能の回復訓練がメニューとして重要となります。ロープを扱いながら、「何気なく」両手が空であることを見せるという行為も、簡単なようでけっこう難しく、健常者であっても、自然な動きの中で、そのことを表現するのは容易ではありません。以下に、動きの諸点に留意して、段階的にリハビリを進める場合の方法を述べます。

1. 認知機能

① まず、ロープというものの材質や性質をマジシャンである障害者自身と、それを観ている観客との双方に認識させる必要があります。すでに、「復活するロープ（その1）」のところで述べましたが、ロープという何の変哲もない素材が、ものを縛って固定したり、イベント会場や建設現場などの仕切り等に使われたりするなどの用途は散見されるものの、日常生活においては、そんなによく目に触れる汎用品でもないことが、「認知機能」の妨げになります。したがって、ロープそのものがどのような材質や性質であるかという認識を確認するために、一度、演者も観客も手にとって、どのような素材のものであるのかを確認しておく、というのが最初の重要な手続です。ただし、マジックに適しているのは、柔らかい木綿のロープです。色は、いろんなものが入手できますが、ロープ・カットには、なぜか白が多用されています。

② さて、「復活するロープ（その2）」には、さらに複雑な認知機能が要求されます。それは、「ロープを切る」という行為と、「中央（真ん中）から2つに切る」という具体的なように見えてやや抽象的な概念です。ロープを切って2つにする行為は、鋏で切ってみせれば、容易に認識できますが、マジックでは、最終的に復活して、結局切れてないことになるのですから、認知機能に混乱を来さないように注意しなければなりません。これには、ロープを一旦、切って、それを復活させるマジックであるというような暗黙の説明が必要です。したがって、ロープを切ったことは、断端を見せることによって、

はっきりと認識してもらうようにします。

③次に、「中央」の認識ですが、通常は、長いロープを真ん中で2つに折って、そこがロープの中央であることを示します。そのため、「復活するロープ（その2）」では、その部分を2本の指で挟んで、ロープの両端を下に垂らして示すことによって、1本のロープの中央を示すと同時に、仮にそこでロープをカットすれば、ほぼ同じ長さの2本のロープができあがることをパントマイムで強調します。

④「復活するロープ（その2）」では、最初、ロープの中央付近を指で挟んで示し、左右の長さにバランスを欠いたような演出（表情による演出）で、次に、もう一度同じ動作でロープの中央を探る作業を行ないます。そして、このとき、観客からは、まったく同じ動きに見えるロープの扱いによって、手の中にロープの秘密の交差を作るのです。

⑤前述のように、マジックは、「常識」をすべての前提としています。「常識」では考えられない現象が目の前に現出されるから不思議なのです。この場合は、切ったはずのロープがつながるはずはない、あるいは、切れたロープが復活するはずはない、という「常識」です。演じている障害者自身に、そのような「常識」のあることが必要であるばかりでなく、観ている相手（観客）にも、そのような復活現象が理解できなければ、どこが不思議なのか、理解されませんし、マジックという行為が達成されません。

⑥この手順においても、いま何が行なわれているのかを、段階的に相手に確認・認識させる作業が必要です。左手に長い1本のロープを示します。このロープを右手でしごきます。両手は空です。右手でロープの真ん中に輪を作って示します。その輪の部分を右手の指で挟んでロープを示すと、ほぼ真ん中になることがわかります。そこで、もう一度ロープを持ち直し、再度、慎重にロープの真ん中を見つけて左手で保持します。ロープの中央はここです。

⑦右手で鋏をとって、中央をカットします。カットしたロープは、1本から2本になりました。2本になったロープを左手から右手に持ち替えます。両手を合わせると、一瞬のうちにロープが元に戻ります。このような、各段階での認識が重要です。

2. 運動機能

①練習してみるとわかりますが、この「復活するロープ（その2）」では、ロー

プの中央である部分をカットしているのではなく、端からやや横の部分をカットしているに過ぎません。したがって、ロープをカットした瞬間に、ロープの一端が下方に下がり、左手に残った２つの断端の構成は、本来のロープの端だった一方と、いまカットしたばかりのロープの一方の端になります。つまり、もし、実際にロープの中央だった部分をカットしたのであれば、カットされたばかりの２つの断端は、たったいま切ったばかりなので、２つの断端はいずれも鋭利で綺麗なはずです。ところが、この２つの断端のうち、一方は、もともとロープの端だったので、いささか解れていたりしている可能性があり、そのままだと、図21のような、見るからに不自然でかつ不合理な切断面になります（図21）。これを防ぐには、演技の最初か直前に、ロープの両端を鋏で切っておくことです。このような行為も、なぜ、そのような作業が必要であるかをマジシャンである障害者に事前に説明して納得してもらうことが重要な手続です。

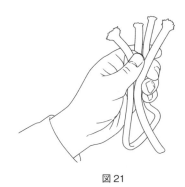

図21

② 「復活するロープ（その２）」では、ロープの中央を決めるときの、１回目と２回目の動きがまったく同じように見えることが要諦です。慌てることはありません。１回目も２回目も、ゆっくり行なっても、実際に、この違いに気付く人はいません。それは、ここでも「サーストンの３原則」が効いていて、見ている観客には、これから何が起るのかわからないからです。ですから、２回目の動作を行なうときは、マジシャンの心の中に、やや疚しい気持ちが生まれますが、そんなことは気にせず、ゆっくりとロープを輪にしてかけて大丈夫です。
③ 以上の動きは、すべて、両手の動きがある程度可能であると仮定して、さら

にその機能を充実させるべく、リハビリとしての運動機能の回復に留意して来ましたが、仮に、たとえば、左手の動きに制限があったり不自由であったりした場合は、左右を逆に考えてマジックを行なわねばなりません。この場合は、最初にロープを持つ手は右手で、そこに左手でロープの真ん中部分をかけることになりますが、原理はまったく同じで左右が逆になるだけです(図22)。

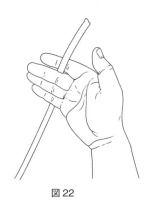

図22

④左右どちらであっても、脳出血・脳梗塞などの後遺症で左右の手の動きが自由でない者や、どちらかに片麻痺の残る者にとっては、滑らかなロープの扱いには苦労するところです。特に、「復活するロープ(その2)」においては、タネを使わないだけに、ぎこちないロープの扱いは、ロープそのものに特殊な仕掛けがあるのではないかと疑念を抱かせます。このマジックでリハビリを行なう医療従事者は、最初からすべての動きを円滑にすることを目指すのではなくて、まず、障害者の腕や手指の関節等の動きを把握して、マジックの目標を次のように細かな段階的なものにします。

⑤段階の区切り方は、障害の程度によって異なりますが、例を挙げると概ね次のようなメニューです。

➢ 準備として1メートル程度の長いロープの両端を鋏で切ってきれいにそろえておく。(障害者が鋏を使えない場合は、使える人が切るか、医療従事者が切る)

➢ ロープを両手に持って、両方の手でしごいてみる。

➢ 同時に、ときどき、手の指を開いて、両手に何も持ってないことが見せられるかどうか両手指の動きに注意してみる。

➤ この場合の動きは、たとえば、観客から見た場合は、図23のような光景である。

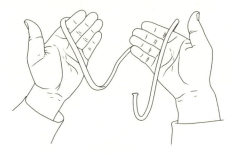

図23

ロープを左手に持つ。このときは、まだ仕掛けをしないので、普通に親指と人差指・中指とで持って下へ垂らすだけでよい。

➤ 右手の親指、人差指、中指でロープの真ん中部分を掴んで、上へ挙げ、輪にして左手のロープの端の右側に置く。

➤ 右手の輪を左手の手指で押さえ、右手は放す。

➤ 自由になった右手で、垂れ下がっているロープのもう一方の端を持って、左手で押さえている中央部分の右横に置く。

➤ ロープ全体を左手の手指で押さえる（図24）。以上は、まったく仕掛けのない公明正大な動きになる。

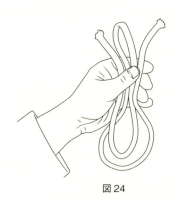

図24

復活するロープ（その2）

- ➤ 右手の人差指と中指でジャンケンの鋏を作り、この2本の指で、左手のロープの中央の輪になっている部分を挟む。このまま左手をロープから放すと、右手の指の鋏でロープの中央を挟んだような形で、ロープが右手の2本の指から下へ垂れ下がる。これが、観客に、ロープの真ん中の位置を理解させる作業となる。
- ➤ ここで、ロープの真ん中の位置が気にくわなかったようなジェスチャーで、ロープを再び両手で持ってしごき、改めてロープを左手に持つ。
- ➤ ただし、このときは、ロープの先端を左手の人差指と中指とで挟んで、そこから下のロープ部分は、手指の背側を通って下へ垂れ下がるようにする（図25）。

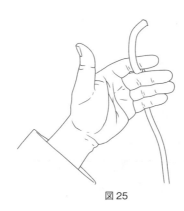

図25

- ➤ 右手で、ロープの中央近辺を掴んで、左手のロープの指から突き出た部分に左側から右へ円を描くように輪にかける。
- ➤ かけたら、左手の親指の背で、短いロープの端を上へ撥ねる（図26）。

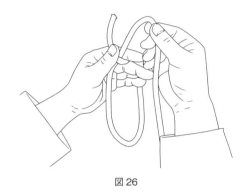

図26

- 右手をロープの端まで滑らせて、もう一方の端を持ったまま、左手のロープの輪の客側の部分を掴んで、左手に渡す。
- 右手を一旦、ロープから放し、ロープは左手だけで観客に見せる。ロープの形としては、さきほどとまったく同じように見えるが、今度は、ロープが左手の中で交差していて、ロープの中央付近に見える部分は、ロープの端の一部である。
- 右手で鋏を持って、ロープの中央（と思われている）部分をカットする。
- 同時に、左手で持っていた右側の2つの端を放して、ロープを下へ垂れ下ろす。これは、よく考えたら、切った断端の一方しか下へ落ちないので不合理なのだが、見ている観客からは、一瞬のことなので、まったく自然に見える。
- 左手の上に見えている断端をすべて切り落とす。
- 鋏を置いて、右手で左手から垂れ下がっている2本のロープのうち、1本を持つ。
- 左手を放す。
- 右手に復活した1本のロープが残る。
- 右手のロープを示す。

⑥最後の、ロープの復活のところは、前述のように、まったく別の見せ方があります。上の各段階では、ロープを確実に保持する指の知覚機能や運動機能の把握や訓練ができます。

⑦ロープを左右の手に移動させて持つことや、1回目と2回目のロープの扱いが同じように見えるように配慮することの動きの中で手指や手首の回転、内

外転や回旋、またその滑らかさなどが訓練されます。ロープを保持したり放したりするタイミングの各指の運動やそれを保持するための運動機能の改善もできます。これには、各指の連動が必要ですので、そうした細かく連動する運動機能などのチェックと訓練が行えます。
⑧鋏を扱うために、一時的にロープを左手に保持しますが、そのような左右の手の力の連動がリハビリに有効です。また、鋏を扱うための指の力の入れ具合のコントロールや鋏の保持、ロープを切断する動作の運動機能の訓練ができます。

3. コミュニケーション技術（機能）のリハビリテーション

①「復活するロープ（その1）」でも述べましたが、ロープという素材・材料を障害者が自分で認識し、次いで、相手（観客）にも認識させなければ、このマジックは成り立ち得ません。「コミュニケーション技術の訓練」というのは、この場合、運動機能のリハビリと同等に比重のあるリハビリなのです。ロープを示して、これが日常生活において普通の商品であることや、ロープが物理的に切断されたら、接着剤等を使って修復するのでなければ、到底二度と繋がるはずのない素材であることを充分にわかってもらわねばなりません。したがって、ロープそのものを認識してもらうことが最初の大前提になります。
②もちろん、「サーストンの3原則」にもあるように、「これから、このロープを2つにカットして、それを再び復活させてみます」などと、これから行なわれる現象をあらかじめ説明する必要はありません。
③ロープを中央から2つに切った現象をはっきりと認識してもらうことが重要です。観客（障害者）が切断を認識しないのにロープが繋がっていたのでは、まったく不思議ではありません。特に、精神的な障害のある者に見せる場合は注意しなければなりません。あるいは自閉症などでも、コミュニケーション能力の改善は、非常に重要な要素のひとつになります。
④ロープ・カットでは、まず、1本の長いロープがあって、それを左手に渡し、ロープの中央を鋏で切って2本にし、それが再び1本に繋がるという段階があります。その各段階をコミュニケーションで確認していくことが障害者にとってはよい訓練になります。
⑤「復活するロープ（その（1））」のときと同じように、コミュニケーション

に留意して、「復活するロープ（その2）」を振り返ってみます。左手指先に1本の長いロープを持って観客に示します。「これはどこにでも売っている普通のロープです。」と言いながらロープを両方の手で何回かしごきます。この間、何気なく両手が空であることを見せておきます。このとき、「両手が空です」などと言う必要はありません。見ればわかることですから。ただし、このような、黙って行なう動作においても、その結果、両手が空であることを意味するのであれば、動作による立派なコミュニケーションの道具であると言えます。

⑥ロープを左手に持ちます。右手で、ロープの真ん中辺りを掴んで、「ほぼ真ん中付近で…」と呟きながら、右手のロープを輪のようにして、左手のロープの端の右側に置きます。さらに、ロープのもう一方の端を、右手で、さらに、いま置いた輪のロープの右側に置きます。

⑦右手の人差指と中指とでジャンケンの鋏の形を作ります。「これは鋏です」と言いながら、左手のロープの輪になっている部分に指を鋏のように入れます。ただちに、この右手指の鋏でロープを挟みます。挟んだら、左手はロープから放します。ロープが下へ垂れ下がります（図27）。残った右手のロープを見ながら、「真ん中よりは、ちょっとズレているようですね。もう一度やってみましょう」と言います。

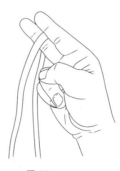

図27

⑧再びロープを両手で持ってしごきます。両手は空です。今度もロープを左手で持ちますが、一端を左手の人差指と中指とで挟み、そこから下のロープは、左手指の甲側を通って下へ垂れ下がります。右手で、ロープの真ん中辺りを持って、左手で持っているロープの端の回りに時計回りにかけ、さらに、も

う一端を右手で持ったまま、輪になったロープの客側の部分を掴んで、あたかもさきほどのロープの動きと同じような形にして左手に渡します（図28）。
⑨「今度は、ちょうど真ん中になったでしょう」と言って、ロープは、左手で保持したまま、右手で鋏を取って、鋏で、輪になった中央（と思われている）部分をカットします。鋏を入れてカットすると同時に、ロープの右側の2本の端を下へ落とします。観客から見ていると、鋏で切った瞬間に、ロープの端が下へ落ちるので、確かにマジシャンが、ロープを真ん中から2つに切ったように見えます。

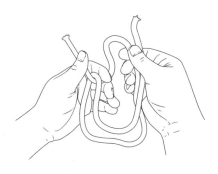

図28

⑩切った断端を見せながら、「これで、ロープは2つになりました」と言います。このままでは、交差した短いロープが残ってしまいますから、鋏で、余分なロープの端は、すべて切ってしまいます。切りながら、「端っこを切りそろえておきます」と言いながら最後に残る短いロープの切れ端も床の上に落としてしまいます。観客の中で、そのようなことに気付く人はいないから安心してください。使い終った鋏は、脇へ除けるか、安全な場所にしまいます。
⑪左手の拳から2本のロープが下がっています。このうち、1本を右手で取り上げて、拳の向こう側（観客側）に回します（図29）。

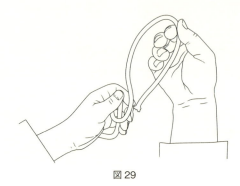

図29

⑫左手を甲が下になるように、指先が上になるようにして保持し、ゆっくりと指を開いて掌の中見せると、掌の中で、切ったはずのロープが復活しています。「どういうわけか、2本に切ったはずのロープが、いつのまにか繋がっているのです」と言います。

⑬コミュニケーションの訓練・練習として、上記のように解説しましたが、実際に演じるときは、この通りに喋る必要はありません。むしろ、要所要所で動作のコミュニケーションがはっきりしていれば、かえって言葉は要らないくらいです。

3本のロープ

[このマジックを演じるのに必要な素材・材料]
①長さの異なる木綿のロープ　3本　（アクリル製のロープでも演技は可能。色は問わない）
②長さは、30cm　1本、125cm　1本、220cm　1本　の3本

1．リハビリとしての情報

「3本のロープ」は、別名「教授の悪夢」と呼ばれ、マジックを愛好する人の間では有名なマジックのひとつです。ちなみに、この場合の「教授」というのは、幾何学の教授です。この、「3本のロープ」も、ロープそのものにはタネがありません。だから演ずるのは難しいか、と訊かれると、意外にも、それほど難しい部分はありません。ただ、ロープ・マジックの中では、なかなか現象の複雑な部類に入りますので、マジシャンとして演じる障害者はもとより、観客の中の障害者にも、3本のロープに何が起ったのかという現象を、理解・認識させることは、そう簡単ではありません。

次に、扱うロープが3本になります。しかも、この3本は長さが異なり、それぞれを観客に見せるには、両手の連動が必須です。運動機能の観点から言えば、指でロープを保持することはもとより、左右のそれぞれの手が回旋・回転するだけでなく、左手と右手とを呼応させて連動する動きを行なうことは、脳の働きも必要で、リハビリとしては、かなり進んだ段階と言わねばなりません。加えて、現象がロープ・カットのように単純ではないので、観客にロープの変化の前と後では、どのように変わったのかを理解させるコミュニケーション能力も必要です。

本来は、幾何学の教授が悪夢を見た、という演出です。これは、ユークリッド幾何学の話になってあまりにも複雑になるので、今回の「リハビリ・マジッ

ク」では採用しません。しかしながら、大中小長さの異なる3本のロープをはっきりと見せることや、その3本が同じ長さになってしまうというマジックの現象を見せることは、本来のマジックと寸分違わない本格的なものです。

この「3本のロープ」はタネも鋏も使いませんので、むしろリハビリの現場では機能訓練等に適していると言えます。以下に、いくつかの利点を述べます。

◆ 大中小3本のロープさえあれば、事前のタネの準備や鋏が不要なこと。したがって、機会や場所を選ばず、いつでも自由に演じることができること。

◆ 3本のロープのすべてを最初に完全に改めることができること。場合によっては、ロープを観客に渡して調べさせることも可能。

◆ 特殊なタネのロープなどを使っていないので、ロープの本数が3本に増えても、扱う手指の動きに制限がなく、観客の眼からの死角もないこと。

◆ 長さの異なる3本のロープを扱うので、手指の動きが複雑になって、リハビリの機能訓練としては、より進んだ段階の機能訓練を行なう場合に適していること。

◆ 鋏を使わないので、医療従事者にとっても障害者にとっても安全性が増すこと。

◆ 長さの異なる3本のロープを1本ずつ観客に見せて行くことだけでも、充分にリハビリとしての機能を発揮することが可能なこと。

◆ この稿では、長さの異なる3本のロープが一瞬で同じ長さになるマジックとして解説されているが、マジックとしては、このあとに続けることのできる本格ロープ・マジックの演技があるので、これをマスターしたら、さらに、これに続く演技を練習することができること。

◆ 現象が単純でないから、マジシャンのコミュニケーション能力が相当に必要とされるので、コミュニケーションのリハビリにも適していること。

「3本のロープ」で強調したいリハビリの意義は、両手の手指の連動による大中小3本のロープの扱いによる運動機能の向上です。特に、タネの部分をセットするときの手指の動きは、細かな手指の動きが必要ですから、左右の手の連携なくしては実現しません。両手の動きはもちろん、マジシャンの視線や身体の向きなど、すべてを連動させて行なうことが重要です。このことが、後の不思議さを現出させます。3本のロープを円滑に扱えることが主眼ですが、多少ぎこちなくても、充分に不思議さを実現することが可能です。

使用するロープの材質は、ロープ・カットで使用したものとまったく同じ木綿製のものでかまいません。しかし今度はロープ・カットのときほど柔らかく

3本のロープ

しなやかなものが必須ではありません。もちろん、木綿製であれば、芯のない中空のものが適しています。ただし、太さは、ロープ・カットのものより、やや太いものにします。木綿製で太いロープが見つからない場合は、アクリル製のロープも適しています。自分が演技の練習をしてみて、扱いやすいものにします。

ロープは、大中小3本使います。このマジックは、その3本のロープを準備することから始めなければなりません。それぞれのロープの長さは、ある程度は任意に選ぶことができますが、現象の性質上、一定程度の制約があります。また、両手に持って演技するわけですから、自ずと、演じやすい、あるいは、見やすい長さというものが決まってきます。

倒叙的になりますが、現象としては、最終的に3本のロープが同じ長さになるわけですので、準備は、そこから始めます。何か基準がないと準備はできないでしょうから、まず、標準的な仕様を述べ、次いで、バリエーションの方法を解説することにします。

準備するロープは、それぞれ次の長さです。大中小のロープと呼ぶことにします（図1）。

（1）30cm（一番短いロープ）
（2）125cm（中くらいの長さのロープ）
（3）220cm（一番長いロープ）

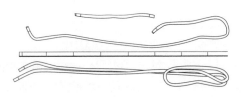

図1

あとで述べますが、これらの長さそのものには、多少の自由度がありますが、相対的な相互の長さには必然性がありますので、両手で扱うロープの長さは、自ずと規定されてきます。まだ、マジックそのものの解説を始めていないこの段階で3本のロープを示したのは、リハビリとして、複数のロープを使う特殊性と、複数のロープを扱う故の複雑性について最初に提示しておいたほうが

よいと思ったからです。

　障害者にとって、ボール1個、ロープ1本という単体の物質よりも複数のものを扱う方が、手指の運動機能の前に、脳の高次機能の識別能力が要求されます。したがって、このマジックは、マジックそのものの実現の前に、長さの異なる3本のロープをマジシャン自身が認識して、かつ、それを他人にも説明するという手続が必要です。健常者にとっては、見ればわかると思われる自明のことも、たとえば、知的障害の障害者にとっては困難な場合は多くあります。しかしながら、言葉で上手に説明することができなくても、3本のロープを明示的に示すことができれば、観客（健常者も障害者も）にとっては、ロープの長さの異なることが認識できますから、そのことは、必ずしも説明の言葉を必要としない、まさにマジックとしての利点と言えます。

①必要な機能

- ロープという素材の認知能力
- ロープが3本あるという認識
- 3本のロープの長さが異なるという高次認知機能
- 3本のロープを識別しながら片手で扱う運動機能
- 3本のロープを1本ずつ左手から右手に数え取る運動機能
- ロープを手（指）で保持するということ
- ロープの長さを示す動作とその意味
- ロープ以外に両手には何も持っていないことを示す表現力
- ロープを示すことにより、ロープには仕掛けがないことと、マジシャンの両手が空であることを観客にわからせる能力
- 大中小の3本のロープの扱い方と認知能力
- 大中小3本のロープを示すときに行なう両手の運動機能
- 長さの異なる3本のロープを観客に認識させる表現力
- 左右の手指を水平方向に開く動きの連動
- 3本のロープが同じ長さになったことを示す表現力
- 観客に長さの異なる3本のロープがすべて同じ長さになったことを認識させる伝達能力
- ロープを処理する運動機能

②リハビリの目標
- 長さの異なる3本のロープを準備することが円滑にできること
- 自分がこれからやろうとしていることを認識させること
- 長さの異なる3本のロープを1本ずつ観客に示すことができること
- 3本のロープを観客に示す順序が重要であることを認識すること
- やろうとしていることと、そのための順序・手続きの認識と技術の理解
- 右手に持った3本のロープを1本ずつはっきりと相手（観客）に示すことができること
- ロープを1本ずつ見せながら、ひそかにタネを準備すること
- 両手の連動の意義を理解すること（なぜ、そのような動きが必要か）
- 両手が空であることを見せることができること
- 3本のロープの両端をそれぞれそろえること
- 両手の間に長さの異なる3本のロープを持って示すこと
- 両手をゆっくり左右に開く運動機能の達成
- マジックとしてのコミュニケーション技術の強化

③その他の注意事項
- ◆ 左右どちらかの手に麻痺が残っている場合は、障害の程度にもよるが、むしろ、そのことを生かして、不自由なほうの手の中でロープをしっかり保持するという動作の中で、ロープの操作を行なうとよい。
- ◆ 必ずしも、手順のすべてを完遂する必要はなく、長さの異なる3本のロープを1本ずつ数えながら手に取るようにできるだけでも、マジックとしては完成しないが、十分なリハビリになる。
- ◆ タネを準備するときは、もちろん、ひそかに行なうのであるが、あまりそのことにこだわる必要はない。マジシャン（障害者）が思っているほど観客は左手（以下の解説では左手）に注目していないので、安心してゆっくり動作を行なえばよい。むしろ、リハビリの目的からすれば、左右の手を連動させて動かす機能のほうが重要である。

④応用
- ◇ 「3本ロープ」は、ロープそのものに特殊な仕掛けが施してあると思われたら身も蓋もないマジックとなってしまう。せっかく、技術を磨いて、マジシャンの技倆だけで見せているのだから、ロープに仕掛けがないこと

を信じてもらうためにも、最初に大中小3本のロープのすべてを観客に手渡して点検してもらうことは有用である。

◇ 片方もしくは両方の手の動きが自由でない障害者においても、一応、段階的に、それぞれの動作の可能性を探ってみることは無駄ではない。滑らかな動きができなくても、観客側には、マジシャンの動きが自由でないことを想定させるので、かえって、不自然な動きも許容される可能性があり、意外に、成功する率が高いからである。したがって、障害の程度によって諦めたりしないで、段階的にでも、機能訓練のつもりで試してみることが肝要である。

◇ 「復活するロープ」の項でも述べたが、1人ではなく、2人あるいはそれ以上の障害者が、それぞれロープを持って演じることも可能である。もちろん、ロープの見せ方等には工夫が必要であるが、「応用編」として検討すると面白い。その場合、2人のうちのひとりを、健常者、もしくは医療従事者に宛てることも考えられるが、タネを準備する箇所は、あくまでも障害者が担うようにしたい。

◇ 異なる3本のロープの長さは、ひとつの目安のために示したのであって、特に決まりはないので、障害児の場合は、相対的に短くしたり、あるいは、ロープの材質の柔らかさを変えたりすることは自由である。

2. マジックの実際の現象

[現象]

マジシャンは、手に長さの異なる大中小3本のロープを持っています。3本のロープの長さが、それぞれ異なることを1本ずつゆっくりと見せて行きます。両手には、ロープ以外のものは何も持っていません。場合によっては、この3本のロープを観客に手渡して改めてもらうことも可能です。マジシャンは、長さの異なる3本のロープの両端をそれぞれ左右の手でそろえて、身体の中央に示します。上から、小さいロープ、中くらいのロープ、そしてもっとも長いロープです。ここで、「魔法の息」をかけて、両方の手で3本のロープを左右に引っ張ると、不思議！3本のロープは、観客の目の前で、同じ長さになってしまいます。幾何学の常識を破る現象です。

3本のロープ

[準備]

　長さの異なる3本のロープが必要です。解説の便宜のために、前述のように標準的な長さを提示しておきます。材質は木綿製で、中空ロープです（図2：図1と同じものです）。

- 小（一番短いロープ）　長さ 30㎝
- 中（中くらいの長さのロープ）　長さ 125㎝
- 大（最も長いロープ）　長さ 220㎝

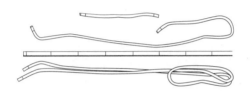

図2

[やり方]

①大中小、3本のロープを観客に示して点検してもらいます。確かに、長さの異なる3本のロープです。観客が、伸縮性のない木綿のロープであることを確認したら、ロープを3本ともマジシャンに返してもらいます。

②長さの異なる3本のロープの一端を左手に持ちます。持ち方が重要です。左手親指のつけ根のところに、左（親指に近い側）から順に、一番短いロープ、中くらいのロープ、一番長いロープ、の順に持って示します（図3）。

介護に役立つ　リハビリ・マジック

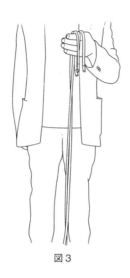

図3

③ここで、まず、右手の人差指を一番右の最も長いロープの向こう側から、中央の中くらいのロープの手前を通して、一番左にある最も短いロープの下端を右手の親指と人差指とでつまみます（図4）。

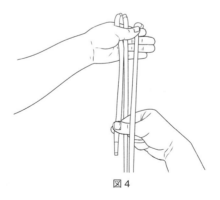

図4

④つまんだら、この下端を一旦、右の方に引き出します（図5）。

3本のロープ

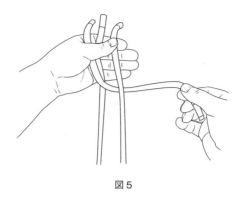

図5

⑤引き出したら、この下端を、今度は、左手の最も短いロープの上端の右横に並べて置きます（図6）。

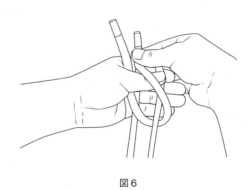

図6

⑥次に、中くらいのロープの下端を右手で取り上げ、一番長いロープの上端の右横に並べて置きます（図7）。

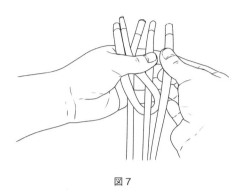

図7

⑦最後に、一番長いロープの下端を右手で取り上げて、左手の一番右側に置きます（図8）。

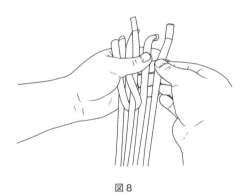

図8

⑧ここで、左手の6つのロープの端のうち、右側の3つのロープの端だけを右手で持って、やや両手を拡げて示します（図9）。そうすると、長さの異なる3本のロープの両端を両手で持っているように見えます。

3本のロープ

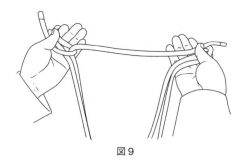

図9

⑨ここで、両手を軽く握って左右に引くと、ロープがスルスルと伸びて、3本のロープが同じ長さになったように見えます（図10）。

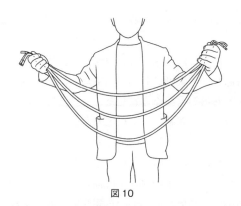

図10

⑩3本のロープを左右にいっぱいに引っ張って、長さが同じ（結局は、中くらいのロープの長さと同じ）になったら、右手で掴んでいるほうのロープの3つの端を1本ずつ放して行きます（図11）。すると、ロープの端が1本ずつ下へ落ちて、あたかも3本の同じ長さのロープになったように見えます。大中小、長さの異なる3本のロープが同じ長さになったことが観客にもわかります。

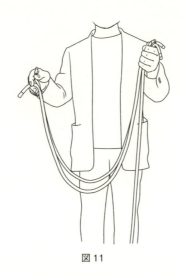

図11

⑪リハビリとしての「3本ロープ」のマジックは、ここでオシマイです。長さの異なる3本のロープが同じ長さになったところで、マジックの現象としては完成です。ただ、この状態では、ロープに仕掛けがあるのではないかと思われるのが普通で、その疑いを打ち消すためにも、ロープを観客に手渡して普通のロープであることを点検させたいところですが、このままでは、短いロープと長いロープとが絡まっているため、3本のロープを観客に渡すことができません。そこで、ひとつの簡単なやり方としては、3本のロープが同じ長さになった時点で一旦観客から拍手をもらったら、ただちに両手を近づけて一緒にしてしまい、両手を擦り合わせて揉むようにして、再び3本のロープを大中小に戻してしまってから観客に手渡すようにします（図12）。

3本のロープ

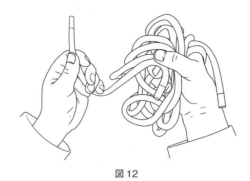

図12

[このマジックのリハビリ機能としての目的]

　この「3本のロープ」は、解説でもわかるとおり、マジシャンの技術だけで不思議さを現出しています。しかも、その不思議さを演出するのは、マジシャンの表現能力であり、観客とのコミュニケーションの能力です。無言のパントマイムだけでも、大中小長さの異なるロープが、すべて同じ長さのロープになることを観ている人に理解させることはできますが、これをマジシャンがゆっくりと説明することによって、現象がより明らかとなり、そのことが印象の鮮やかさとも相まって、観客の不思議さを倍加させてくれます。したがって、言葉を介在させるにしろ、させないにしろ、このマジックにおいては、マジシャンと観客とのコミュニケーションがとても大事になります。

　以上の観点から、ロープをしなやかに扱う運動機能としてのリハビリはもとより、人とコミュニケーションを図る能力のリハビリが、このマジックにおいては、ひとつの大きな要素と考えられます。

　ロープそのものには仕掛けがありませんから、まず、長さの異なる3本のロープを左手に持って、1本ずつ普通に右手で数え取ることから練習を始めます。これは、健常者にとっては、単純で自然な動作ですが、このような普通の動作が、手足の動きが制限された障害者にとっては、かなりの練習が必要になります。たとえば、障害の度合いが比較的軽い肩関節周囲炎（いわゆる五十肩）の人であっても、左右どちらかの肩が上に上がらないために、特に長いロープを観客に示す、という行為が困難になります。いわんや、脳出血や脳梗塞などで、どちらかの手指や腕や肩に運動制限のある人にとっては、ロープを1本ずつ手から手へ渡す（取り上げる）動作も、容易ではありません。

以下の機能訓練では、まず、ロープの長さを認知して、それらを数えることから始めます。したがって、当初の目標としては、必ずしもマジックを完成する必要はありません。長さの異なる3本のロープを自分も認識して、次に、1本ずつ観客にしっかりと認識させることができれば十分です。マジックへの完成は、その後段階的に行なうことにします。

1．認知機能

①物質の長さや大きさが異なる、というのは、かなり複雑な認知機能になります。特に、長さや大きさが微妙に異なるものについては、脳はそれほど繊細ではありません。今回は、かなり長さの異なる3本のロープを扱いますので、それぞれの差異を微妙に認識する必要はありませんが、やはり、ロープそのものの認識と、それが、伸びる性質のものではないという材質の認識を観客にしてもらわなければ、マジックそのものが成立しません。ロープは、通常の白い木綿製のものでも、黄色のような淡い色に染めたものでもかまいません。カラー・ロープは、マジックのために特別に作られたものではないか、という疑念を抱かせる可能性がある反面、今回のマジックのようにロープそのものに仕掛けがない場合は、ロープを点検したいという観客の欲求に答えることができるため、かえって、マジックには向いていることになります。ロープ・カットのときは、柔らかい木綿のロープを使いましたが、「3本のロープ」では、鋏でカットしたり、ロープのしなやかさを利用したりすることがないため、やや硬めのアクリル性のロープでもかいません。むしろ、太めのアクリル性のロープのほうが、見た目が映えて、マジックとしてはいい場合もあります。

②「3本のロープ」では、なんといってもロープの長さが重要になります。これは、客観的な長さですので、特に複雑な認知機能が要求されないような気がしますが、定規等で測って見せているわけではありませんので、1本ずつゆっくり見せないと、各ロープの違いが観客に明確に認識できない可能性があります。そこで、左手に3本のロープを持って見せるだけではなくて、左手から右手に、1本ずつ取ってゆっくり見せる作業を行なうと良いです。これは、ロープそのものの認識と、長さの違いの認識と、両方の注意が必要です。左手から右手で1本取った段階で、その都度、右手を一旦身体の前で止めて、「一番短いロープです」などと説明を加えることがコミュニ

ケーションの重要な手続です（図13）。

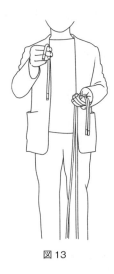

図13

③次に、二番目に長いロープを右手に取ります。「これが中くらいの長さのロープです」と言いながら、このとき同時に左手に残っている一番長いロープも高く上げるなどの動作を行って、左右の手に持っているロープの長さを比較して示すと、視覚的に訴えることが可能です（図14）。このような演出は、実は、マジックの説明の項ではありませんでした。マジックそのものの演出の項では、大中小3本のロープを右手から1本ずつ左手に取る演出になっています。ここでは、その前段階として、3本のロープの長さを最初に比較して見せるという演出を取っています。これは、マジシャン自身と観客のロープの長さに対する認知機能の確認という意味で、追加したもので、実際のマジックではやや冗長になりますが、リハビリとしてのマジックにおいては重要な手続です。

介護に役立つ　リハビリ・マジック

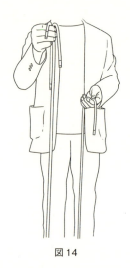

図14

④そして、最後に左手から最も長いロープも右手に取ります。これで、長さの異なる3本のロープを1本ずつゆっくりと観客に示したことになります。何度も言いますが、最初に、ロープの長さが異なることが認識できなければ、このマジックはまったく意味をなしません。したがって、この段階での3本のロープの長さの点検は、きわめて重要な手続です。

⑤認識・認知という観点からは、ロープの長さなど見ればわかるではないか？と思いがちです。しかし、実際にマジックを演じてみれば経験することですが、意外に観客は、健常者であっても、最初の状態を覚えていないことが多くあります。その典型例は、トランプ手品（カード・マジック）で、観客は自分が引いて覚えたトランプ（カード）ですら、あとになって覚えていないことがあります。いわんや、マジシャンが一方的に示したロープの長さであればなおさらです。トランプの場合は、観客が自分で見て覚えたあと、周囲の観客にも見せて、複数の認識で確認してもらうようにできますが、ロープの長さの認識・認知は、それぞれの観客が自分の意識の中で行なう作業ですから、ゆっくりと確認できるような作業が必要です。

⑥それには、一度に何もかも行なわないで、ひとつずつ作業を進めることが肝要です。「3本のロープ」の場合で言えば、最初に3本のロープの長さの違いを観客に認識してもらったら、次に、この3本をもう一度左手に、一番短いロープ、中くらいのロープ、と取り上げ、そして右手に残った一番長い

ロープを加えます。

⑦以上は、単に大中小3本のロープを観客に示すという日常生活では何でもない動作ですが、このマジックの現象・効果のことを考えると、ロープの操作よりも重要な認識作業です。

2. 運動機能

①このマジックでは、大中小3本のロープを片手で持っていて、ロープ・カットのときのような1本のロープではないので、扱いがやや複雑になります。特に、実際に練習してみると、手に持っている3本のロープの端のうち、どれが長いロープの端で、どれが短いロープの端か迷います。したがって、たとえば、右手に3本持っているとき、左手で最初に取り上げる短いロープは、左手の指先で端をちょっとつまんで引き上げてみて、確かに短いロープであることを確認する必要があります。あるいは、ロープを3本とも持っている右手を一旦開いて、短いロープを目で確認して取り上げねばなりません。ただし、中くらいの長さのロープと一番長いロープとの区別は、単に手を開いただけではわかりませんので、やはり、上端を少し上に引っ張って、どっちのロープの下端が持ち上がるかを確認する必要があります。これは、両手で行なう作業ですので、両手のいずれかに運動制限のある障害者には、滑らかに行かない部分が生じます。以下に順に述べます。

②右手に3本のロープの上端を持っているとき、しっかり握っている分には問題がありません。しかし、一番短いロープを確認しようと思って、不用意に手を開くと、一番長いロープが重みで下へ落ちてしまう可能性があります。落ちた場合は拾えばいいと思いがちですが、予期せぬできごとには、心が動揺しますし、落ちたロープの拾い方にもコツがあって、できるだけそのような「事故」のないほうがいいにこしたことはありません。ロープの落下を防ぐには、右掌をできるだけ水平に近い状態で保持して、手を傾けず、3本のロープの上端が掌の上に並ぶように開くことです（図15）。このとき、ロープの落下を防ぐために、右親指を軽く上から載せておくのも有用です。ただし、運動機能に制限のある方は、この形にこだわることなく右手は握ったまま別のやり方で行ないます。

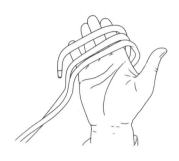

図15

③前述のように、右手を軽く開いて短いロープを確認できない方は、3本のロープの上端を右手で握ったまま、左手の指先で、この上端をほんのちょっと上に引いて、各ロープを確認します。言うまでもないことですが、上端を引いたときに、短いロープの下端が上に引っ張られるのが短いロープですから、それを上方へ引き抜くようにします。これで、一番短いロープを左手に取ったわけです。その次に、その左手の短いロープの上に、右手の中くらいのロープを取ることになります。このときも、左手は短いロープを軽く握ったまま、右手の2本のロープのいずれかの上端を上に引っ張って、どちらが中くらいのロープかを確認します（図16）。今度は、ロープは2本しかありませんので、どちらか一方を上方に引っ張れば、どちらが中くらいのロープであるか同定することは容易です。

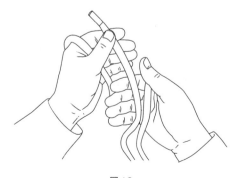

図16

④このように両手を連動して行なう動きは、脳出血・脳梗塞などの後遺症で左右の手の動きが自由でない者や、どちらかに片麻痺の残る者にとっては、円滑なロープの受け渡しができなくて苦労するところです。しかしながら、むしろ、そのようなときにこそ、リハビリの目的があるといっても過言ではありません。これはマジックの前段階の途中の動きに過ぎませんが、リハビリのためのリハビリよりも、このように、マジックを行なうために目的を持って手の動きを練習することは、心の持ち方にも影響するため、リハビリの効果という観点からも非常に有用であると言えます。

⑤「3本のロープ」の難しい点は、この次に、ひそかに左手の中で3本のロープの端を交換することです。しかも、このとき、観客に聞こえても聞こえなくても、マジシャンは、「一番短いロープ、中くらいのロープ、そして一番長いロープです」と言いながら行なわねばなりません。すなわち、『左手のロープ間のひそかな動き』、『右手のロープの操作』、そして『長さの異なる3本のロープを1本ずつ示すこと』の3つできごとを同時に行なわねばならないのです。

⑥目標はその通りなのですが、最初からすべての動きを円滑にすることを目指すのではなくて、まず、障害者の腕や手指の関節等の動きを把握して、マジックの目標を次のように細かな段階的なものにします。

⑦段階の区切り方は、障害の程度によって異なりますが、例を挙げながら考えられるメニューを解説します。

> 長さの異なる3本のロープを準備する。各ロープの長さは前述の通り。ロープの両端がほつれて来ないようにスコッチ・テープなどで留めるか、接着剤で固定する。このような作業が、すでにリハビリの一環と考えられる。ただし、鋏の使用やスコッチ・テープ、接着剤などの使用が煩雑になる場合は、あらかじめ医療従事者のほうで、長さの異なる3本のロープを準備しておく。

> 長さの異なる3本のロープを右手に握って持ってみる。持ってみるだけで、ほかの動きはしない。次に、3本とも左手に渡してみる。これを左右、何回かやってみる。

> 3本のロープをまとめて左右の手に渡す動作が円滑にできるかどうかを、両手の動きや指の動きに注意して何度もやってみる。動作は多少ぎこちなくても、あるいは時間がかかってもいいが、途中でロープが落下しないかが、ひとつの目安である。特に、一番短いロープの捕捉力が不十分で、途

中で落下する可能性があるのでチェックする。
➢ 3本のロープを、開いた右手の掌の上に載せて、バランスをとりながら保持できるかどうか練習してみる（図17）。右親指は、ロープが落ちないように軽く上から添える。

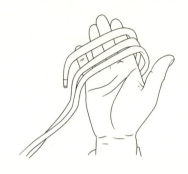

図17

➢ 左手で、一番短いロープを取り上げる。3本のロープを開いた右掌の上にバランスを取りながら載せることができない場合は、右手は、3本のロープをしっかり握ったままで、左手の指先で、短いロープの上端を上に引き上げてロープの長さを確認してから取り上げる。
➢ 左手で取り上げた短いロープは、左掌の上に載せるが、その位置は左親指のつけ根のあたりである（図18）。

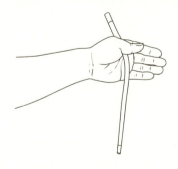

図18

3本のロープ

➤ 続いて、左手で、右手から中くらいのロープを取り上げる。まず、左手の指先で右手の2本のロープの上端を上へ引っ張って、中くらいのロープを確認したら、これを左手で取り上げて、一番短いロープの右隣に保持する（図19）。

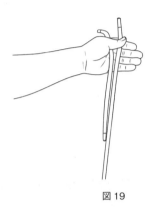

図19

➤ このとき、もし、右手の指先がかなり自由に動かせるようであれば、むしろ、右手の2本を少し離して持てば（図20）、自ずと、どちらが一番長いロープかわかるので、上端を引っ張らなくても右手の中くらいのロープを図19のように左手に渡すことができる。

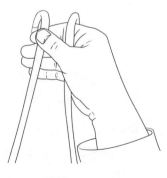

図20

➤ 右手は、残った一番長いロープを、「一番長いロープ」と言いながら、さらにこれを、すでに左手に取った2本のロープの右隣に取る。
➤ 左手で、長さの異なる3本のロープを挟んで示す（図21）。

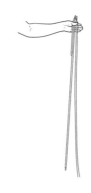

図21

➤ 右手の親指と人差指を一番長いロープの向こう側、中くらいのロープの手前側を通して、一番短いロープの下端を掴む（図22）

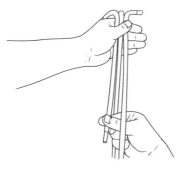

図22

➤ 右手の一番短いロープの下端を右へ一旦大きく引いて、それを、左手の一番短いロープの上端の右横に並べて置く（図23）

3本のロープ

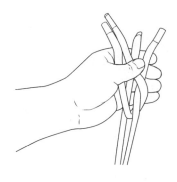

図23

> 次に、中くらいのロープの下端を右手で取って、左手のロープの上端の右横に置き（図24）、最後に一番長いロープの下端をつまんで、左手のロープの右端に置く（図25）。左手と右手を連動させる動き、さらには、その動きを説明するマジシャンの台詞と、ロープを示すリズムとが重要である。

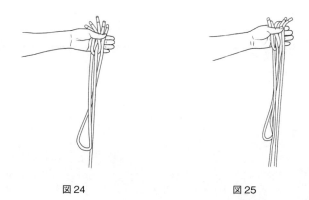

図24　　　　　　　　　図25

> 右手で、左手の6つのロープの端のうち、右側の3つの端を取り上げて握る。両手を少し拡げて、3本のロープを両手で示す（図26）。

183

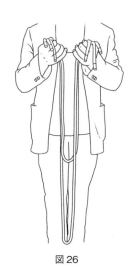

図26

➤ 両手を左右に拡げるように伸ばすと、あたかも、3本のロープの長さが一緒になったように見える（図27）。

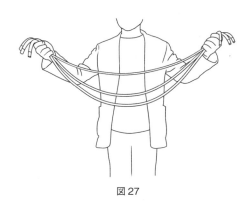

図27

➤ 右手から、3本のロープの端を1本ずつバラバラと下へ落として、確かに3本のロープであることを示す。
➤ 左手は握ったまま、いま同じ長さになった3本のロープを示す。
⑧左手に残った3本のロープを、今度は右手で1本ずつ数え取って、確かに、長さが同じになった3本のロープであることを示すこともできますが、それはすぐれてマジック的な見せ方で、リハビリの域を超えますから、ここで

は解説しません。そのやり方に興味があって、それを習得したい方は、拙著「60歳からのマジック入門」（東京堂出版）をご覧ください。
⑨ロープを左右の手に移動させて持つことや、3本のロープを1本ずつ数え取る扱いなどが自然に見えるように配慮し、その動きの中で秘密の作業を行なうときの手指の関節の動きや手首の回転、内外転や回旋、またそのなめらかさなどが訓練されます。またロープを保持したり放したりするタイミングの各指の運動やそれを保持するための運動機能の改善ができます。これには、各指の連動が必要ですので、そうした細かく連動する運動機能などのチェックと訓練が行なえます。
⑩ロープを手指で保持するというのは、健常者にとっては、なんでもない動作のように思えます。しかし、実際に障害者がロープを自然な形で保持することは容易でなく、左右の手の力の入れ具合や、左右の連動がリハビリに有効です。また、ロープを保持するための指の力の入れ具合のコントロールが運動機能の訓練に役立ちます。

3. コミュニケーション技術（機能）のリハビリテーション

①何度も言いますが、まず、ロープという素材・材料を障害者が自分で認識し、次いで、相手（観客）にも認識させなければ、このマジックは成り立ち得ません。「コミュニケーション技術の訓練」というのは、この場合、運動機能のリハビリと同等に比重のあるリハビリなのです。ロープを示して、これが日常生活において普通の商品であることや、長さの異なる3本のロープが同じ長さになるはずがない物理的な素材であることを充分にわかってもらわねばなりません。したがって、ロープそのものを認識してもらうことが最初の大前提になります。
②最初に、3本のロープの長さが異なることを充分に理解してもらわねばなりません。そのための、もっとも単純で効果的な方法は、3本のロープを観客に手渡して調べてもらうことです。このとき、3本のロープのすべてを1人の観客に渡すのではなくて、1本ずつ、別々の異なる観客に渡して調べてもらうほうが、観客全員で充分に点検したような印象が残って有効です。もちろん、3本をさらに複数回、別の観客に渡して調べてもらってもかまいません。コミュニケーション技術ですから、このとき、「どうぞ、ロープには何も仕掛けがないことを調べてください」とか、「これらは普通のロープです

ので、よく調べてください」などと言いながら観客に手渡すことが必要です。また、「サーストンの3原則」にもあるように、「これから、この3本のロープをすべて同じ長さにしてみせます」などと、これから行なわれる現象をあらかじめ説明する必要はありません。

③ 3本のロープを、すでに観客に調べてもらった場合は、さらにマジシャンが強調して見せる作業というのは、3本のロープが相対的にどれくらいの長さの違いがあるか、ということです。この意味でも、3本のロープを調べるときに、1人の観客に3本とも渡さない方がいいのです。それぞれの観客は、3本のうちの1本を、確かに伸びない普通のロープであることを確認はしましたが、ではいったい、3本のロープの長さはどれくらい異なるだろうという相対的な関係については認識していないからです。

④ そこで、今度はマジシャンが、右手から1本ずつ数え取りながら、3本のロープの相対的な長さの違いについて、観客に認識してもらうのです。コミュニケーション技術としては、「3本のロープの長さがどれくらい異なるかというと・・・」と言いながら、「まず、一番短いロープ」と言って、左手で右手から一番短いロープを渡し、「次に、これが中くらいのロープです」と言って、中くらいのロープを右手から左手に渡し、「そして、最後が、一番長いロープです」と言って、右手に残ったロープを左手に渡さずに右手を高く掲げて示します。

⑤ 1本ずつ、台詞を言いながらゆっくりと示せばいいのです。そのあと、左手の中の動きを観客に察知されることはまずありませんので、落ち着いて堂々と行ないます。3本のロープの長さをコミュニケーションで確認していくことが障害者にとってはよい訓練になります。

⑥ コミュニケーションに留意して、「3本のロープ」を復習してみます。長さの異なる3本のロープを観客に示します。「これは大中小3本のロープです。どこにでも売っている普通のロープですので調べてみてください」と言いながらロープを1本ずつ3人の観客に手渡します。「周りの方にも見せて点検してもらってもいいですよ」とつけ加えます。このとき、両手で、ロープの長さをジェスチャーで示したり、指を3本立ててロープが3本であることを示したりすることは、仕草や動作によるコミュニケーションの伝達道具ですから、積極的につけ加えます（図28）。

3本のロープ

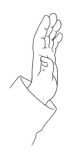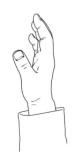

図28

⑦観客に調べてもらった3本のロープを受取ります。「ありがとうございました」、観客に礼を言うのを忘れないでください。そして、「まったく普通のロープでしたね？」と念を押します。観客は頷きます。この間に3本のロープを右手に持ちます。

⑧右手の3本のロープを1本ずつ左手に取ります。「これが一番短いロープです」、「これが中くらいのロープです」。最後に右手に残ったロープを示し、「そして、これが一番長いロープです」。3本のロープの長さをゆっくりと示したことになります。

⑨3本のロープの下端も、左手の中で揃えます。そして、「3本のロープの長さがどれくらい違うかと言うと・・・・」と言いながら、右手で、3本のロープの下端を取り上げて、左右の手で持って示します（図29）。3本のロープの長さの違いがはっきりと観客に見えます。視覚によるコミュニケーションです。

⑩この形から、「ご覧ください」と言って、マジシャンがロープに息を吹きかけます。息を吹きかけるのは、実際にはまったく意味のないことですが、あたかも魔法の行為によって、何かが起こるという手続です。これも、コミュニケーションのひとつの手段です。両手を左右に引くと、スルスルとロープが伸びて、同じ長さになったように見えます（図30）。

介護に役立つ　リハビリ・マジック

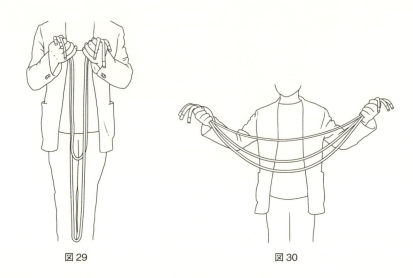

図29　　　　　　　　　　図30

⑪右手に握っている3本のロープの端を、1本ずつゆっくり落として、3本のロープが本当に同じ長さになったことを示して終わります。「3本ロープは、ご覧の通り、同じ長さになりました」と言います。
⑫台詞は、必ずしも、この通りに喋る必要がないのは言うまでもありません。あくまでもコミュニケーションの訓練・練習ですから、観客に、それぞれの事象が理解されやすく行なうのであれば、それぞれの言葉は、地域の方言でもかまいませんし、その場や雰囲気に応じて変えることがむしろ必要です。

卵になるハンカチーフ

[このマジックを演じるのに必要な素材・材料]
①本物の卵もしくは、木製か樹脂製の卵　1個
②シルクのハンカチーフ　（卵の中に入るくらいの大きさのもの。通常は大きくても20cm角程度で、色は問わないが、無地ではなくて赤や黄色などの鮮やかな色のものが良い。）　1枚

1. リハビリとしての情報

　「卵になるハンカチーフ」は、古典的なマジックです。輪ゴムやロープの手品と異なり、観ている観客に何が起こったのか一瞬のうちに理解させることができるので、いわゆる現象の理解・認識にはそんなに苦労しません。特に、言葉や台詞も必要ありませんので、コミュニケーション能力も、それほど必要としないかもしれません。「かもしれない」と書いたのは、「卵」の認識には多少とも努力が要る可能性があるからです。現象が複雑でない分、演技には注意が必要です。最後に卵になる「卵」は、マジックの場合は、木製やアクリル製もしくはプラスチック製のものが普通ですが、本物の卵でも作れないことはありません。ただ、練習を含めて、かなり酷使されるので、本物の卵で作った場合は耐久性の観点から、予めいくつも作っておかねばなりません。このタネの「卵」は、演技の途中で補給されるものではなくて、マジシャンが最初からずっと手に隠し持っていなければならないものなので、その分、手首や手の角度、さらには、手の形の自然さなど、通常のリハビリにはない、やや特殊な訓練と練習が必要で、そういう理由からも、樹脂製の卵のほうが扱いやすいと思われます。リハビリとしては、ハンカチーフを観客に見せるときには両手を連動させなければなりませんし、動きに合わせて身体の向きを変えることも必要ですから、左右の手の運動だけではなくて、呼応する身体の回旋・回転に伴う腰の動

きや、そのための腕の筋肉の動きなど、相当に複雑なリハビリが要求されます。その代り、赤や黄色の鮮やかなハンカチーフが、マジシャンの手の中で真っ白な卵に変化するわけですから、現象の鮮やかさや、不思議さは、他の追随を許さないものがあります。

それでは、「卵になるハンカチーフ」が、リハビリとしての機能訓練等に適している理由を述べます。

　◆卵は、日常生活で頻繁に目にする食品のひとつで、そのものに仕掛けがあるとは思わないことと、ハンカチーフも、いわば日常品で、これも見慣れたものであることが、マジックの不思議さを増す。
　◆ハンカチーフの改めは両手で行なうため、左右の手の連動と指先の細かな動きの練習ができること。
　◆マジシャンの身体の角度を変える動作があるため、上肢と下肢の動きとを連携させる必要があり、運動機能としては、かなり高度なリハビリになること。
　◆ハンカチーフや卵を観客に示して認知してもらうコミュニケーション作業の訓練ができること。
　◆このマジックをマスターすれば、さらに複雑な手順も練習できること。

①必要な機能
　●ハンカチーフという素材の認知能力
　●卵という物体の認知能力
　●ハンカチーフ以外には何も持っていないという両手の動作と運動機能
　●ハンカチーフを両手でしごくという運動機能
　●ハンカチーフを見せている間、卵を隠し持っている運動機能
　●卵を両手の動きに合わせて左右の手に移動させる手指の伸展・運動機能
　●左手（もしくは右手）で握り拳を作るという動作
　●作られた握り拳の中に、反対側の手に持っているハンカチーフを入れて行く動作
　●ハンカチーフが卵に変化したときの両手の見せ方
　●ハンカチーフが卵に変化したことを示すコミュニケーション能力

②リハビリの目標
　■ハンカチーフを両手でしごけること

■卵を隠し持ったままで、ハンカチーフを両手の間でしごくことができること
■ハンカチーフを左右の手でやりとりできること
■両手にハンカチーフ以外には何も持っていないという動作ができること
■左手(もしくは右手)で拳を握れること
■作った拳の中に、ハンカチーフを指で押し入れること
■卵を手から出現させること
■ハンカチーフが卵に変化したことを観客に認識させること
■無言でマジックを行なう際のコミュニケーション技術の訓練

③その他の注意事項
　◆実際に卵を手の中に隠し持ったままで、両手でハンカチーフを操作するのは思っている以上に難しいので、マジックの最も始めの段階で困難に遭遇することになる。特に、手や指に麻痺が残っている場合は、ハンカチーフを保持することが容易でないばかりか、卵を手の中に隠して保持しながらさらにハンカチーフを持つこと自体がリハビリになり、マジック以前の問題だと思われる。しかも、これには注意誘導などのミスディレクションはなく、観客の注意が手に集中している中で行なわなければならないので、後述するように段階的な練習が緊要である。
　◆最初は、卵を保持せず、ハンカチーフだけを左右の手でしごいてみせる練習から始めるとよい。
　◆次いで、同じ動作を、卵を保持してできるかどうか練習してみる。
　◆ハンカチーフを卵の中に入れる動作は、左右の手をじっと動かさないで演じるのではなくて、リズムを取りながら、両手をやや上下に動かす必要がある。このような、リズムを取って両手を上下に動かす動作と、ハンカチーフを実際に卵の中に入れて行く動作を同時に行なうには、中枢神経から末梢神経への指示の連動が必要であり、脳梗塞・脳出血などの後遺症の方にとっては、時間のかかるリハビリかもしれない。

④応用
　◇「卵になるハンカチーフ」は、文字通り、ハンカチーフが卵になる現象で、それで完結しているが、観客の誰もが、マジシャンの手の中に出現した卵が本当の卵であるかどうか疑わしく思っているだろうことは想像に難くな

い。そこで、応用の手順として、この卵を割って本物の卵であることを見せるやり方もある。しかし、本書ではリハビリの域を超えるので扱わなかった。

◇片方もしくは両方の手の動きが自由でない障害者においても、一応、段階的に、それぞれの動作の可能性を探ってみることは無駄ではない。滑らかな動作ができなくても、観客側には、マジシャンの動きが自由でないことを想定させるので、かえって、不自然な動きも許容される可能性があり、意外に、成功する率が高いからである。したがって、障害の程度によって諦めたりしないで、段階的にでも、機能訓練のつもりで試してみることが肝要である。

◇ハンカチーフは、シルクの薄手のものを用いている。これは、卵の限られた空洞の中に入れる制約があるからで、木綿の厚手のハンカチーフなどでは無理である。

◇先に、木製もしくは樹脂製の卵を用いると書いた。本物の卵をくり抜いてもできないことはないが、本物の卵の殻は壊れやすいので、隠し持っているときの卵の保持に余計なストレスがかかるのと、壊れやすい卵では頻繁な練習に耐えられないなどの理由で、マジックにおいては、木製か樹脂製の卵を推奨する。

2. マジックの実際の現象

[現象]

マジシャンは、手に1枚の小さなハンカチーフを持っています。両手には、このハンカチーフ以外に何も持っていないことを示しながら、このハンカチーフを両手でゆっくりとしごいて見せます。次に、マジシャンは左手で拳を作って、ハンカチーフを拳の中に入れて行きます。ハンカチーフを入れた拳を開くと、そこには1個の卵があります。ハンカチーフが手の中で卵に変わってしまったのです。

[必要なもの]

①木製もしくは樹脂製の卵で、中が空洞になっているものが1個必要です(図1)。

卵になるハンカチーフ

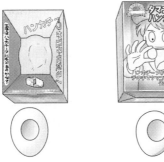

図1

② もちろん、本物の卵の中身を取り除いて乾燥させたものでも使えないことはありませんが、前述のように、本物の卵の殻は意外に脆く、度重なる練習に耐えないばかりか、実際の演技のときに、隠し持っている卵に予期せぬ力や、思わぬ方向からの力が加わったりすると、ヒビが入ったり壊れたりします。ただし、本物の卵を加工して接着剤などで補強することによって比較的丈夫な卵を造ることは可能です。その場合の最大の利点は、なんといっても卵は本物であることと、卵の大きさが選べること、それと、このマジックに慣れてくると、ハンカチーフを挿入する卵の穴の位置にこだわるようになりますが、それを自分に合ったものに造ることができることです。実際、現在市販されている図1の（株）テンヨーの製品（左側）やDPグループの製品（右側）は、すべて穴が卵の腹（横）に開けられています。かつては、天地奇術研究所の製品のように穴が卵の底に開けられているものもあったので、そっちのほうが演技しやすいと思うマジシャンもいます。

③ 現在、日本の市場で容易に入手できるものは、いずれも樹脂製の卵で、ひとつは、（株）テンヨーの商品（図の左：756円）、もうひとつは、DPグループの商品（図の右：540円）です（図1）。いずれも、シルクのハンカチーフが付いてこの価格ですから、自分で卵を加工して、さらにシルクのハンカチーフを調達することを考えると、非常に安価でこのマジックのキット一式が入手できます。

④ シルクの薄手のハンカチーフ1枚（図2）。図のものは、上記商品に付いて来たハンカチーフです。薄手でないと、卵の中に収まりきりません。大きさは、卵の大きさにもよりますが、図のものは20cm×20cmです。

介護に役立つ　リハビリ・マジック

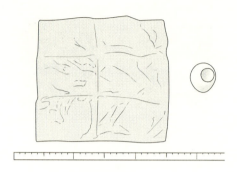

図2

[準備]

①右手の中指の先を卵の穴の中に入れた状態で、手を軽く握ります。市販のマジック・キットの卵は、かなり小振りなので、手を軽く握れば、卵は充分に手の中に隠れます（図3）。

②シルクのハンカチーフを上着の左胸ポケットに入れて、折り畳んだハンカチーフの先を無造作に少し出しておきます。マジックとして最初に始めるときは、この形がよいのですが、リハビリ・マジックの場合は、このようなコスチュームなどを整える必要はないので、ハンカチーフを上着の胸ポケットではなく、最初から左手に持っている状態で始めることにします。

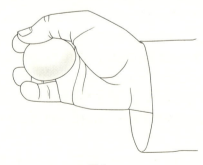

図3

卵になるハンカチーフ

[やり方]

①左掌にシルクのハンカチーフを載せて観客に見せます（図4）。この状態で、右手の親指と人差指の指先でハンカチーフの一隅を掴んで取り上げます。卵は右手の中に隠したままです（図5）。あえて、ハンカチです、などと言う必要はありません。

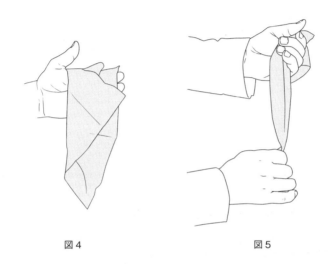

図4　　　　　　　　図5

②右手の指先で左手からハンカチーフを取り上げる動作で、マジシャンはやや左を向きます。すなわち、観客に対しては、マジシャンの身体の右側を向けることになります。これは、ハンカチーフを取り上げながら、何気なく左を向くのです。そして、同時に、ハンカチーフがなくなって空になった左手を開いて、観客側に見せます（図6）。

③このとき、右手は、ハンカチーフを指先に持ったまま、右手の甲が自然と観客側を向くことになりますから、手の中に隠した卵も自然な形で、観客の視線から守られることになります。

④右手のハンカチーフを左手でしごいてみせます（図7）。これは、右手のハンカチーフを左手の掌に持って行くようにして、左手に当たったら左手を軽く握るようにします。同時に、右手はハンカチーフを持ったまま下方に引くようにすると、左手でハンカチーフをしごいている形になります。ハンカチーフが左手から離れたら、左掌は開いて何も持っていないことを示します。この動作を2, 3回行ないます。

介護に役立つ　リハビリ・マジック

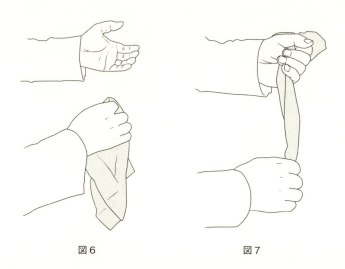

図6　　　　　　　図7

⑤マジシャンの身体の向きを正面に替えます。同時に、右手に持っているハンカチーフを左手に渡しますが、このとき、ハンカチーフの陰で、右手の中指を伸展させて、卵を左手の中に移します（図8）。

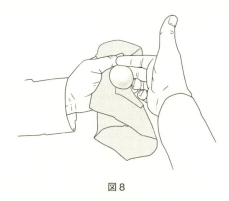

図8

⑥空になった右手は軽く掌側を観客に見せます。もちろん、右手は空です、などと言う必要はありません。
⑦この右手で、左手からハンカチーフを上方に抜き取ります（図9）。観客は、空の右手で、ハンカチーフを持った、と思います。

卵になるハンカチーフ

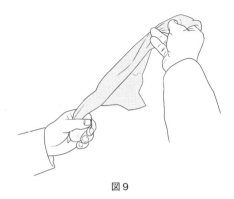

図9

⑧左手は軽く握ります。このとき、卵が左手の中に残りますので、強く握りがちですが、観客からは、あくまでも左手は空に見えなければいけませんので、左手を軽く拳に握るだけにします。

⑨右手のハンカチーフを左手の拳の中に押し込んで行きます。これには2通りのやり方があります。ひとつは、ハンカチーフを卵の穴の上に手前から被せて、両手を軽く上下に振りながら、ハンカチーフを卵の中に押し込んで行くやり方（図10）です。

⑩もうひとつのやり方は、卵の穴が上を向くようにして、左手の拳で卵を保持し、ハンカチーフを拳の中に入れて行くようなやり方です（図11）。いずれの方法でも観客から見た感じはあまり変わりませんので、自分のやりやすい方法を選択してください。

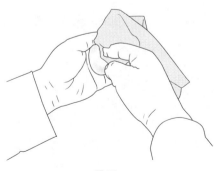

図10

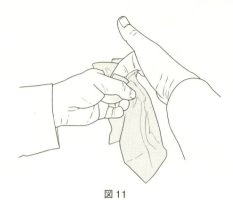

図11

⑪ハンカチーフを卵の穴に完全に入れ終わったあとも、少し、右手の指先で引き続きハンカチーフを入れるようなジェスチャーを行ないます。
⑫両手に「魔法の息」を吹きかけるような仕草で、右手の指側で卵の穴の部分を押さえて、左手を放しながら、右手でハンカチーフが卵に変化したことを示します（図12）。このとき、ハンカチーフが左手にも右手にも残ってないことを何気なく示すために、両方の手は軽く開いた状態で観客に見せます。ここでも、ハンカチーフは消えましたとか、ハンカチーフは卵になりましたとか、両手は空です、などと説明する必要はありません。
⑬卵を観客によく見せますが、くれぐれも穴が見えないように注意して見せます。
⑭卵は、そのまま上着のポケットに入れるか、あるいは、ポケットのある上着などを着ていない場合は、近くに箱などを置いておいて、その中に入れます。

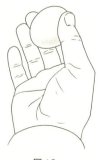

図12

[このマジックのリハビリ機能としての目的]

　ハンカチーフと卵という2つの物質を手指で持ったまま、手や手首を滑らかに動かすことは健常者でも至難の業です。しかも、これはマジックですから、最後の瞬間まで隠し持った卵を観客に見せないで動作を行なうということは、単純に、手首の回旋とか、指の屈曲とかという手指の運動機能以外に、特別の要素が加わるストレスなものです。それだけに、上手に動きができたときには、障害者にとって、さらなる一層の満足感が得られることは大きな福音です。

　手指の動きは、最初に卵を隠して保持するだけでも、指の屈曲が自由にできない障害者にとっては、きわめて困難な作業です。この場合には、まったく別のアプローチ（後述）を採ることができるのも、このマジックの利点と言えます。

　卵を上手に手の中に隠し持てない場合は、とりあえず、卵のことは忘れて、ハンカチーフを左右の手でやりとりすることに集中します。この行為だけでも、左右の手の連動や、身体の動きなど、リハビリにとって重要な動きはたくさんあるのです。いきなり、「卵になるハンカチーフ」を目指すのではなくて、段階的に、まず、「ハンカチーフをしごいて観客に示す」ことから始めてください。幸い、このマジックでは、それほど重要な台詞は必要ではありません。したがって、観客とのコミュニケーションは、むしろ、マジシャンの動きによって表現されます。

　穴のある卵は、マジックの「タネ」としては重要な「秘密」ですが、ハンカチーフの操作で、卵そのものが観客の目に触れないことのほうが、より重要です。極端なことを言えば、実は、卵に穴がなくてもハンカチーフさえ上手に消すことができれば、ハンカチーフは卵に変わったように見えるのです。実際、そのようなやり方と演出もあります。したがって、まず、ハンカチーフを自由に扱う練習をします。次いで、その手に卵を隠し持って試みてみます。

　以上の観点から、ハンカチーフを自然に扱う運動機能としてのリハビリはもとより、卵を隠し持つことによって、マジックとしての驚きへ向けて、さらなる運動機能と精神機能の発達を促すのが、このマジックの目的です。

　練習は、段階的に行ないます。ハンカチーフをしごくというのは、健常者にとっては、単純で自然な動作ですが、このような普通の動作が、手指の動きが制限された障害者にとっては、ひとつひとつが容易ではありません。脳出血や脳梗塞などで、手指の屈曲・伸展がままならない人にとっては、卵を隠し持つことすら時間がかかります。

以下の機能訓練では、まず、卵とハンカチーフを認知して、それを準備することから始めます。マジックへの完成は、その後段階的に行なうことにします。

1. 認知機能

①マジシャンと観客の双方に、ハンカチーフと卵の認知機能が必要です。しかし、マジシャンは演じる側ですので、最初から、ハンカチーフにも触れ、卵が出現することもわかっていますから、両方とも認識するのは困難ではありません。一方、観客は、そもそもマジシャンがハンカチーフを取り出して来た段階で、それが何であるかわかりませんし、それが、さらに、白い小さな丸い物体になった段階では、すぐに卵であると認識することすらできません。それは、ハンカチーフが消えるという非日常的な現象と、突然、卵という物体が出現するという、さらに非日常的な事象とが連続して起こるからです。したがって、まずハンカチーフを取り出した段階で、それが何であるかを観客に認識させる意味でもゆっくりと両手の間でしごいて見せる必要があります。また、卵に変わった段階で、それが卵であることを片手で持って示す必要もあります。その際、穴を指で塞ぐことに集中するあまり、卵の持ち方が歪になってしまうのは感心しません。穴をマジシャンに向けて、むしろ、観客から卵であることがはっきりとわかるように見せることが重要です（図13）。

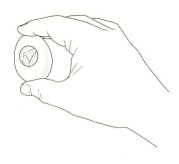

図13

②認知機能としては、ハンカチーフと卵しか使っていないので、この両者が認識されれば素材としては充分です。しかし、実際には、ハンカチーフが消えて、

卵が出現したわけですから、その「変化」の認識も重要になります。通常の認識であれば、ハンカチーフが卵に変化したと理解してもらえますし、また、これはそのようなマジックです。ただ、障害者によっては、そのように認識しないで、ハンカチーフの消えた事象と卵が出現した事象とをまったく別のものと理解している人がいます。そういう場合でも、それ以上説明せず、卵を示して終わることにします。

2. 運動機能（その1）

①「卵になるハンカチーフ」では、手指・手首や腕の運動機能だけではなく、身体全体の動きが加味されますから、リハビリとしては、かなり総合的な訓練になります。順に述べます。

②まず、卵を隠し持たないで、ハンカチーフの動きだけを練習します。ハンカチーフの4隅のうち、ひとつの隅を、右手（ここでは仮に右手としますが、右手が不自由な場合は、もちろん左手でもかまいません。その場合は、以下の説明の左右が逆になります）の人差指・中指と親指とで挟んでしっかり持ちます（図14）。このまま右手を振って、簡単にはハンカチーフが指から抜け落ちないことを確認してください。この場合、前腕と手首を動かしてハンカチーフを振ることになりますので、この段階ですでに運動機能のリハビリになります。

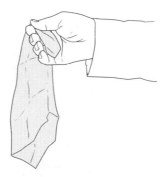

図14

③まだ、観客に見せる段階ではなくて、マジシャンが1人で練習することを想定します。まず、左手を掌が上になるようにして開き、その上に、右手の

ハンカチーフを右親指が左掌の中央に来るように置きます（図15）。ただし、ハンカチーフは右手の指で持ったままです。

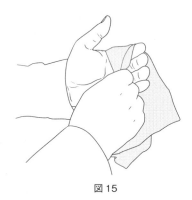

図15

④この状態で、左手を軽く握ります。ハンカチーフをやさしく握るような形です。握ったら、右手を軽く引いて、左手の中のハンカチーフがスルスルと抜けるようにします（図16）。

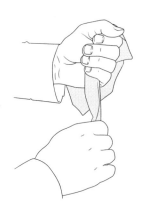

図16

⑤これが、「ハンカチーフをしごく」という動作です。マジックの側面からは、この動作を何回か続けることによって、左手に何も持ってないことと、ハンカチーフには何も仕掛けがないこととの両方を見せることになります。両手

の動きは障害の程度によって異なりますが、左手の力加減がわからず、左手でハンカチーフを強く握り過ぎることによって、ハンカチーフがスルスルと抜けずに左手に残ってしまったり、逆に、右手の指先の力が弱くて、右手で引くことができずに、結果として、ハンカチーフが左手に残ってしまったりします。

⑥また、両手は連動して動かすわけですから、右手のハンカチーフを左手に載せるときには左手の指は開き、載せたら指を閉じて軽く握り、握ったら右手でハンカチーフを引く、という動作を次々と連動させて行なう必要があります。これには、単に両手の運動機能だけではなく、これは反射機能ではありませんので、そのような連動した動きをするべく脳からの指令も伝達されなくてはなりません。練習は段階的にゆっくり行ないます。

⑦「ハンカチーフをしごく」動作は、実際のマジックでは、両手を立てて、観客に見えるようにして行なうわけですが、それはいきなり難しいので、とりあえず、両手はマジシャンの身体の前に水平にして練習します。そこでまず、「ハンカチーフをしごく」動作だけを段階的に練習してみます。

➢ 20cm角のシルクのハンカチーフの一隅を右手の親指、人差指・中指で挟んで持つ（図14）。ここでハンカチーフを上下に振って、落ちないことを確かめる。

➢ 左手の掌を上に向けて拡げ、その中央にハンカチーフを持っている指先を置く。このとき、ハンカチーフの反対側の隅（持っている隅と対角線の隅）は、左手の掌の向こう側に垂れ下がる（図15）。

➢ この状態で、左手を軽く握る。握ったら、右手を引いてハンカチーフを左手から離脱させる（図16）。

➢ この「ハンカチーフをしごく」動作が滑らかにできるようになったら、今度は、両手を立てて練習してみる。すなわち、マジシャンの身体をやや左側に向け、左手を掌が観客のほうを向くようにして、親指側が上、小指側が床になるようにして立てて示す（図17）。

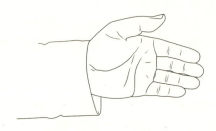

図17

> 右手は、ハンカチーフを人差指・中指、親指で持って、持っている反対側の対角線の隅を左手の甲側にかけるようにして、右手で持っている隅を左手の掌の中央部に置く。このとき右手の甲は、観客側を向いている（図18）。

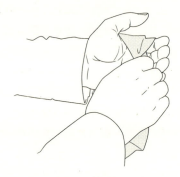

図18

> この状態で、左手を軽く握り、右手を下方に引いて、ハンカチーフをスルスルとしごく。ハンカチーフが左手から離れたら、再び左手を開き、右手のハンカチーフを、開いた左手の掌の上に戻す。このときも、ハンカチーフの対角線の隅は、左手の甲の側に垂れるようにする。
> ハンカチーフを左手に置いたら左手は軽く握り、右手を下方へ引いて、ハンカチをスルスルとしごく。ハンカチーフが左手から離れたら、左手は開く。

> 以上は一連の動きで、これが、「ハンカチーフをしごく」という動作で、左手には何も持っていないことを示す。

⑧文章で述べると、ややこしく感じるかもしれません。それに、これは、「ハンカチーフをしごく」動作だけを練習したもので、実際のマジックのときには、この右手には卵が隠されていますので、その分、右手の動きにも気を遣う必要があります。

⑨また、まだ、身体の向きの動きについては何も説明していませんので、これに、身体の向きを変えるという脳機能・運動機能が伴います。それでは、身体の向きについて練習します。

> マジシャンは観客に対して正面を向いて立つ。右手の指先にハンカチーフを持っている。
> この状態から、身体をやや左側に回転させて、マジシャンの身体の右側面が観客のほうを向くようにする。運動機能としては、片麻痺が残っている場合は、この動きには時間がかかるし、少しずつしか身体を動かせない場合もあるので、ゆっくりと行なえばよい。
> マジックの完成は、もとより目標ではあるが最終の目標ではなく、最終的には、マジックを練習することが運動機能や認知機能、コミュニケーション機能のリハビリにつながって、それぞれの機能の回復することが目指すゴールなので、それぞれの動きは段階的に達成できればよい。
> 身体を左側に回転させたら、左手を掌が観客のほうを向くようにして横に出して、その位置で、右手のハンカチーフをしごく（図19）。

介護に役立つ　リハビリ・マジック

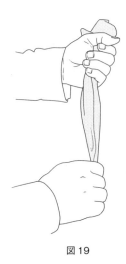

図19

➤　この「しごく」動作を3, 4回繰り返す。このとき、ハンカチーフを掴んでいる右手の甲が常に観客側を向いていることに留意する。いまの練習の段階では、右手にはハンカチーフ以外何も持っていないので、かなり気楽に扱えるが、マジックのときは、右手の中に卵を隠し持っているので、その分、右手の動きには制限がある。その動きについては後述する。

➤　マジシャンの身体を左側に向けるのは、ハンカチーフをしごく動作を観客によく見えるようにするためで、したがって、両手の動きも観客の視線から見やすいような位置にする。

➤　3, 4回ハンカチーフをしごいたら、右手に持っているハンカチーフを左手に渡しながら、マジシャンは身体の向きを変えて、正面を向く。

⑩以上は、マジシャンの身体の向きだけについて説明したもので、特に最後のハンカチーフを右手から左手に渡しながら正面を向くというのは、実は両手の動きが簡単ではありません。全体の動きを解説してから段階的に述べます。

⑪いまの状態は、「ハンカチーフのしごき」が終わった段階で、マジシャンの身体は左側を向いたまま、左手はやや開き、右手は左手の下方でハンカチーフを持った状態です（図20）。

卵になるハンカチーフ

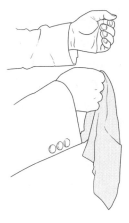

図20

⑫この状態から、マジシャンの身体を正面に向けつつ、右手は甲が観客を向くようにして前を向きます。同時に左手を右手のやや手前に位置させるように持って来ます。両手の指先がほんのちょっと重なる恰好になります（図21）。

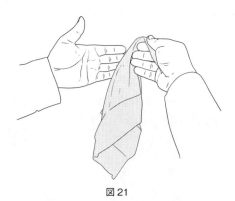

図21

⑬このときが、このマジックの最大のポイントです。このときの動きを段階的に解説します。

　➤　ハンカチーフの「しごき」が終わった段階では、マジシャンの身体は左向き、左手は左側に突き出された形で掌が開いて観客側を向いている。

> 右手は、しごき終わったハンカチーフを指先に持って、左手よりやや下方に位置している。
> この状態からマジシャンの身体をゆっくりと正面に回転させる。
> 同時に、右手はハンカチーフを持ったまま甲が観客側を向くようにしてマジシャンの胸の前に持って来る。
> 左手は、この身体の回転と右手の動きとに呼応するように、マジシャンの身体の正面に持って来て、右手の指に左手の指が重なるようにする。

3. 運動機能（その2）

①ここまでは、ハンカチーフをしごいて見せるという動作の練習のために、タネの卵を持たないで練習してみました。今度は、卵を右手に隠し持ったまま、同じ動きを行なう練習をします。

②まず、右手（もしくは左手）で卵を隠し持つわけですから、そんなに大きな卵では動作の動きの中で見えないようにするのは無理です。その点、（株）テンヨーの製品にしろ、DPグループの製品にしろ、これらの樹脂製の卵は、隠し持つことを主眼に造られていますから、ちょうどよい大きさの卵になっています（図22）。もちろん、手の大きさは個人によって異なりますので、必ずしも小さな卵がいいわけではありません。というのは、大きな卵であれば、出現したときの効果が鮮やかですし、また、卵であるということがすぐに観客にわかります。さらに、大きな卵であれば、中空のスペースも大きいので、いま解説で使っている20cm角の小さなシルク・ハンカチーフではなくて、多少大きなハンカチーフを収納することも可能です。すなわち、マジックとしての見た目の演技が大きくなります。

図22

③卵の持ち方は、右手（もしくは左手でも可能ですが、解説は右手で行ないます）の中指の第1関節（DIP）を曲げて樹脂製の卵の穴に軽く入れ、そのまま第2関節（PIP）を曲げて、卵全体を右掌に押しつけ、卵がすっぽりと右手の中に入るように保持します（図23）。このとき、卵はあくまでも、この中指だけで支えるような気持ちでいることで、ほかの指は、この卵の保持については補助的な役割を果たすに過ぎません。また、卵は、右掌に押しつけると言っても、強く握るのではなくて、右中指の先と右掌の間に挟まれている感覚で、ぎゅっと握るのではありません。この加減のことは、また後述します。

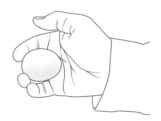

図23

④卵の保持の仕方について、指の関節のことを書きましたが、障害者の中には、当然このような細かな指の動きのできない者がいます。脳血管疾患の後遺症であったり、運動器に可動制限があったりする者です。その場合は、動かせる指で保持するか、あるいは、指を卵の中に入れないで、掌全体で保持するなどの方法を試みます（図24）。図24は、指の関節をあまり曲げないで、指と掌の全体で包み込むように保持する方法を示したものです。

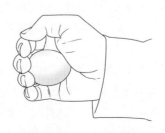

図24

⑤また、指の関節に障害のある疾患、たとえば、専門的になって恐縮ですが、第1関節に障害の来るヘバーデン結節や第2関節に障害が来るブシャール結節や関節リウマチなどでは、関節が痛くて動かせませんし、そもそも、このようなリハビリテーションの対象疾患ではありませんから、もともと除外されています。

⑥卵を隠し持ったら、空いている親指と人差指で、ハンカチーフの一隅を挟んで保持します。こうすることによって、卵を隠し持っている手の形が、あたかもハンカチーフを持っている仕草によってカムフラージュされるのです（図25）。このまま、右手を軽く振って、ハンカチーフを振ってみます。そして、手の中の卵が動かないことを確認します。卵が動かないようにしようと思うと中指に力が入りがちですが、そんなに指先に力を入れないでも、案外卵がその位置に留まっていることを確認してください。

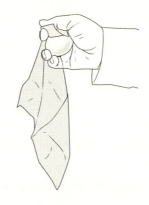

図25

⑦次に、卵を隠し持ったまま、さきほどの「ハンカチーフを両手でしごく」動作を行なってみてください。詳細の動きを繰り返すことはしませんが、マジシャンの身体をやや左向きにして左手を拡げ、そこに、右手のハンカチーフをかけるような形で左手を握ります（図26）。右手のハンカチーフを下方に引くと同時に左手を開きます。これを3、4回繰り返すと、左手に何も持ってないことが明らかになります。このとき、右手の甲は常に観客側を向くように留意して、右手の中に隠し持った卵が見えないようにします。

卵になるハンカチーフ

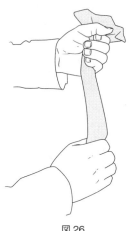

図26

⑧身体を正面に向けながら、開いた左手に右手のハンカチーフを渡します。このとき、ハンカチーフの陰で、右手の中指を伸展させて、卵を左手に渡してしまいます（図27）。左手は、ハンカチーフと卵を持ったまま、軽く握ります（図28）。ここで注意することは、実際には、ハンカチーフと卵とを左手に渡しているわけですが、観客からは、右手に持っていたハンカチーフだけを左手に渡していることになりますので、左手の握り方は、あくまでも軽い感じにならなくてはなりません。卵そのものは中空で軽いわけですから、卵とハンカチーフとを一緒に左手にそっと置く感覚です。

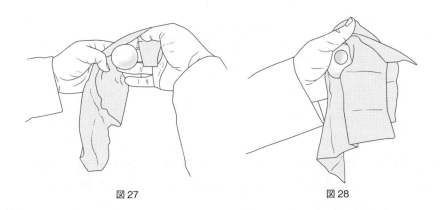

図27　　　　　　　　　　図28

⑨ここで一呼吸置きます。正面を向いたまま、右手で左手のハンカチーフを上方に抜き取ります（図29）。これが、ハンカチーフと卵の摩擦で難しく感じるのなら、ハンカチーフの上端を持ってハンカチーフだけを右方向に引いて右手に取ります。

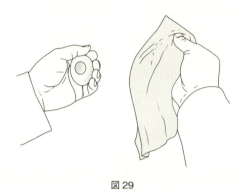

図29

⑩同時に左手を軽く握ります。右手のハンカチーフを左手に掛け、ただちに、右手の人差指でハンカチーフを左手の卵の穴の中に押し込んで行きます（図30）。このとき、両手を上下させるような動きをするとリズムに乗れて演じやすいです。

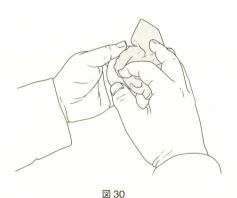

図30

⑪ハンカチーフをすべて卵に押し込んだら、右手の指先で卵の穴を覆って、ゆっくりと卵を起して観客側に見せます（図31）。左手は、そのまま軽く開いて空であることを見せます。

卵になるハンカチーフ

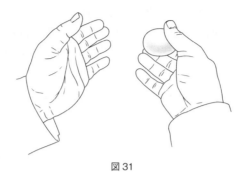

図31

⑫これで、ハンカチーフが卵になりました。後半部分を段階的に練習してみます。

➤ 卵を右手で持ってみる。卵の穴は左側（指側）に来るように持ってみる。これは、ただ持ってみるだけで、まだ穴に指を入れたりはしない。
➤ 次に、卵の穴の中に右手の中指の第1関節を内側に曲げて、中指の先が卵の穴の中に入るようにする。
➤ この状態で、中指を伸展させたり曲げたりして、自分の指の関節及び他の指の力で、卵が右手に馴染んでいるかどうか確認する（図32）。
➤ 確認できたら、右手を軽く握って卵を隠し持つ。

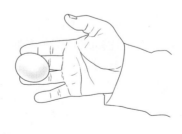

図32

➤ 指関節の可動域が十分でなかったら、中指以外に人差指や薬指で保持可能かどうか試してみる。卵が小さい場合は、薬指でも保持可能である。

➢ 自由になっている親指と人差指（中指で卵を保持している場合）で、ハンカチーフの一隅を挟んで持つ。
➢ このままの状態で、あたかも卵を隠し持っていないかのように、ハンカチーフを上下に振れるかどうか練習してみる。手首の動きが自由でない場合は、ハンカチーフが左右もしくは上下に小刻みに揺れる程度でよい。運動機能を訓練することは重要であるが、ここは、むしろハンカチーフを振り過ぎて隠し持っている卵が見えてしまうことのほうに注意する。
➢ マジシャンの身体を左側に向ける。
➢ 左手を左側に出し、掌を観客側に向ける。
➢ 左手に、右手のハンカチーフを掛ける。左手は軽くハンカチーフを握る。
➢ 右手を下方に引いて、ハンカチーフをスルスルと下へしごく。
➢ ハンカチーフの反対側の端が左手を離れたら、左手を開く。
➢ 「しごく」動作を3, 4回繰り返す。すなわち、開いた左手に右手のハンカチーフを掛ける。ハンカチーフを左手で握る。右手を下に引く。左手でハンカチーフをしごく。左手を開く。
➢ マジシャンの身体を正面に向ける。
➢ 左手と右手を正面に持って来て、右手のハンカチーフを左手に渡す。
➢ このとき、右手の中指の関節を伸展させて卵を左手に移す。指の伸展・屈曲が自由にできない場合は、隠している卵ごと、そのままハンカチーフを左手に渡してもよい。
➢ 右手で、左手からハンカチーフだけを抜き取る。
➢ 左手を軽く握って、卵の穴を手前にする。
➢ 右手のハンカチーフを左手の卵の上に掛ける。
➢ 右手の人差指で、ハンカチーフを卵の穴の中に押し込んで入れて行く。
➢ すべて押し込んだら、右手の指先で穴を押さえて、卵を180度向こう側に回転させながら観客に示す。これには右手首の外転ができないといけないので、困難を感じる場合は、左手の卵を、穴の部分だけ指で塞いでそのまま見せてもよい。

4. コミュニケーション技術（機能）のリハビリテーション

①「卵になるハンカチーフ」のマジックでは、特に台詞はありません。したがって、言葉によるコミュニケーションはありません。それだけに、パントマイ

卵になるハンカチーフ

ムというか、扱っている素材や、いまマジシャンは何をやっているのか、ということを動きで示さねばならない難しさがあります。

②まず、ハンカチーフを認識してもらいます。よくマジシャンは、ハンカチーフの両隅を持って改める仕草を行ないますが、ここではそのようなステレオタイプな動きをする必要はありません。もちろん、行なってもいいのですが、右手に卵を隠し持っていますし、あの、ハンカチーフを改める動きというのは、運動機能的には両手の交叉が入ったりして、なかなか容易ではないのです。むしろ、ハンカチーフを無造作に扱うことによって、ハンカチーフそのものに仕掛けがないことはもとより、両手にも何も持っていないことを見せることのほうが重要です。

③実際には、卵を隠し持っているわけですので、両手が空であることを見せるというのは、まさにマジシャンの動作によるコミュニケーションの力です。このとき、「ハンカチ以外には何も持っていません」とか、「両手は空です」などと説明する必要はありません。すべて、マジシャンの演技が、そのことを物語っているからです。

④また、「サーストンの3原則」のところでも述べましたが、「これから、このハンカチが卵になります」と言う必要もありません。ハンカチーフを握り拳の中に入れて行くと、忽然と卵が現れる。常識の論理からすれば、ハンカチーフが卵になるわけはありませんので、だからこそ観客はびっくりするのです。そこに至るまでには、卵が見えてはいけませんし、ハンカチーフは消えたのではなくて卵に変化したのです。そのことを動きのコミュニケーションで伝えるようにします。それには、マジシャン自身がハンカチーフは消えたのではないと思うことです。

⑤確かに見えていたハンカチーフがなくなって、手から卵が出現しました。このことから、観客の一部の人は、卵の中が中空になっていて、そこにハンカチーフを押し込んで入れたのだろうと思うかもしれません。それは、正解なのですが、だからといって、決してタネ明かしをしてはいけません。それには、たくさんの理由があります。その最大のものは、仮に観客がそのように類推しても、それはあくまでも推測であって、マジシャンがタネ明かしをしない限りは、所詮、一定の推測にしか過ぎないからです。「サーストンの3原則」でも、タネ明かしをしてはいけないとなっています。

⑥このマジックでは声に出す台詞はありませんが、マジシャンが自分の心の中で演技とともに行なうコミュニケーションはあります。「ここにハンカチー

フがあります」「これを両手でしごきます」「両手にはこの通り何も持っていません」「今度は、このハンカチーフを手の中に入れて行きます」「ほら、ハンカチーフが卵になりました」という具合です。

⑦最後に出て来た卵は、もちろん本物の卵ではありません。これを割って本物の卵であることを示す手順はありますが、リハビリの域を超えますので、ここでは扱いません。

プロダクション・マジック
ブラック・アートを使った筒と箱

[このマジックを演じるのに必要な素材・材料]
① プロダクション用の箱　１個　（作り方を後述）
② プロダクション用の筒　１個　（作り方を後述）（市販のものがあるので解説中で紹介）
③ プロダクション用のタネの筒　１個　（作り方を後述）
④ プロダクション用の品物　数点　（果物等以外はマジック用品として購入する）
⑤ テーブル　１個　（普通のテーブルで良いが必須）

1. リハビリとしての情報

　ここで扱う「プロダクション・マジック」は、実は、老人保健施設や老人福祉施設などでマジックを演じたあと、「今日のマジックでは、何が一番面白かったですか？」と訊ねると、入所者の感想のトップに来るものです。このことは、マジックの専門家からすると意外なのですが、現象の単純さと華やかさから考えると充分に納得の行くことでもあります。

　マジックの分野は、観客数の大きさの観点から言うと３つに大別されます。すなわち、少人数の観客に目の前で見せるクロース・アップ・マジックと、ホテルでの結婚式やパーティーなどの比較的大人数に対して演じるサロン・マジックあるいはプラットフォーム・マジックと呼ばれるもの、そして、大がかりな道具や仕掛けを使って、かなりの大人数を相手に演じるステージ・マジックやイルージョンです。ただし、明確な境界はなく、最近は、ステージに大きなスクリーンを設置して、5000人規模の観客を相手にクロース・アップ・マジックを行なう場合もあります。また、扱う素材の観点から、カード・マジックやコイン・マジックといった分類も可能ですし、マジシャン側の技術的立場

からは、手練技と訳されることの多いスライハンド・マジックと特に技巧を要しないセルフワーキング・マジックという分け方もあります。さらに、マジックそのものの性質を捉えて、キッズ・マジック（子供用手品）とか、コメディ・マジックのような分け方もできます。

　ここでは、そのようなマジックの分け方からすれば、いわば比較的大人数を対象にした集団を相手に演じるようなステージ・マジックをひとつ取り上げたいと思います。

　副題の「ブラック・アート」という名前は、実は半ばタネ明かし、になってしまっています。ここでは、そのことに触れずに、後で、準備用具の説明のときに詳しく述べます。マジックとしては、本格的なかなり大きな用具を使います。これらの用具は、今回ご紹介した市販のもの以外にも、手品市場では、さまざまな形のものが売られています。ただ、ここで使われるマジック用具は、日常容易に入手できる素材で作ることができますので、こうした用具を自分たちの手で作ってみるのも楽しい作業ですし、作る作業そのものがリハビリとなることも充分に考えられます。ただ、そのマジック用具がどのように使われるのか理解してからでないと、作る場合の要領などもわかりませんので、そこで、まず、このマジックの全体像を解説して理解してもらい、その後に、用具の製作について検討することとします。

　「ブラック・アート」は、マジックの現象から言えば、プロダクション・マジックという分野です。すなわち、空だと思われた箱や筒から、花やシルクや果物など、いろんなものが出てくるマジックです。このマジックの最大のポイントは、いかに、箱もしくは筒が空であることを見せるかということと、どのようにして観客の想像より多くのものを取り出してみせるか、という２点に尽きます。このうち、後者の「多くのものを取り出してみせる」という点は、マジシャンの技術というよりも、弾力性・伸縮性などの取り出す物の特殊性に依拠するところが多いので、これは、別に項を改めます。

　したがって、リハビリの機能訓練の観点からは、もっぱら、箱や筒の扱い方に集中することになります。このマジックも、見ている観客から、いったいマジシャン（障害者）は何をやっているのか、そして、何が起こって、何が不思議なのかを理解させることができなければまったくマジックの意味をなしません。演技の途中での言葉や台詞によるコミュニケーションも通常はありませんので、パントマイムによる演技がすべてです。言い換えれば、もし、マジシャン（障害者）の扱っている箱や筒が最初は空であったことを観客に認識されな

ければ、このマジックは、単に箱や筒から物を出しているだけで、マジックとしての不思議さもさることながら、面白さが大いに減殺されてしまいます。ですから、最初の箱や筒の改めが、このマジックでは、もっとも重要な作業になり、これを滑らかにできるように、上腕・前腕などの腕の機能や手首の回旋・回転運動機能を訓練しなければなりません。動きそのものは、ほかのマジックに比べてかなり大きな動きですから、箱や筒を掴む手指の運動能力に加えて、両手で箱や筒を掴んだり、2つの重なった箱や筒をスムーズに挿入したりする動きの訓練が必要になります。また、動きに合わせて身体の向きを変えることも必要ですから、左右の手の運動だけではなくて、呼応する身体の回旋・回転に伴う腰の動きや、そのための腕の筋肉の動きなど、場合によっては、全身を使うような動きも必要となります。

　プロダクション・マジックは、空であったはずの小さな箱や筒からステージいっぱいに拡がるくらいの「品物」が出現するマジックですから、そういう意味では、マジックらしいマジックですし、非常に華やかとも言えます。病院や介護施設で非常に喜ばれるマジックのひとつです。

　それでは、「ブラック・アート」が、リハビリとしての機能訓練等に適している理由を述べます。

- ◆　箱や筒の改めは両手と全身で行なうため、左右の手の連動と指先の訓練及び、その動きを促す全身の回転・回旋による運動機能の訓練ができること。
- ◆　マジシャンの身体の角度を頻繁に変える動作があるのと、上肢の両手と下肢の動きが大きいため、複数の動きを連携させる必要があり、運動機能としては、かなり高度なリハビリになること。
- ◆　箱や筒が空であることを何度も観客に示して認知してもらうコミュニケーション動作の訓練ができること。
- ◆　マジックそのものが、かなり大きな演技となるため、マジシャンや観客にとって、マジックを演じた充足感や鑑賞した満足感が大きいこと。
- ◆　箱や筒から品物を取り出すときと、取り出した品物を扱うときに、手指の細かな動きや機能を訓練できること。
- ◆　標準的な手順をマスターすれば、マジックに精通している観客（マニア）ですら驚かすような演技もできるようになること。すなわち、機能訓練のさらなる発展が望めること。
- ◆　マジックに使う箱や筒などの用具を自分たちで作成する際に、運動機能や精神機能の訓練ができること。

①必要な機能
- 箱や筒そのものの認知能力
- 箱や筒が空であるという認知能力
- 箱や筒が空であることを示す両手の動作と運動機能
- 箱や筒を持ち上げるという運動機能
- 箱や筒を重ねて元に戻すという運動機能
- 箱や筒をテーブルから一旦持ち上げて、左右の手で移動させる手指の伸展・運動機能
- 箱や筒から品物を取り出す手指の動作
- 取り出した品物を観客に見せる動作
- 取り出した品物をステージ上に陳列する際の判断能力
- 取り出す品物をタネの筒にセットするときの順番や位置を検討する高次の脳機能

②リハビリの目標
- タネの筒の中に取り出す品物をきちんとセットできること
- 取り出す順序を考えることができる高次の脳機能
- 箱や筒を両手で持ち上げられること
- 箱や筒を順番通りに操作できること
- 箱や筒が空であることを見せられること
- 箱や筒の操作・扱いに習熟すること
- 空であったはずの箱や筒から大量の品物を出現させること
- 取り出したものをテーブルの上にアレンジして並べる高次脳機能
- 無言でマジックを行なう際のコミュニケーション技術の訓練

③その他の注意事項
◆ このマジックは、基本的には、空の箱や筒から何かが出て来ただけで、マジックとしては完結しているはずなのだが、箱や筒がかなり大振りであるだけに、シルク・ハンカチーフが数枚出て来ただけでは、なぜ、このような大仕掛けの箱（筒）が必要なのか、観客に訝しく思われること必定である。また、折り畳み可能なシルク・ハンカチーフだけでは、せっかく空であることを示した箱や筒のどこかに小さな隠しスペースがあって、そこ

からシルク・ハンカチーフなどを出して来たと想像されてしまう。したがって、道具立てから言えば、取り出すものには、実は工夫が必要で、箱や筒の容量より明らかに多くのものが出て来たと観客が感じないと現象としての効果はどうしても薄くなる。

◆　そのため、果物などを入れておくのはひとつの解決方法であるが、本物の果物はかなり重いため、今度は箱や筒の操作に際してマジシャンに余計な負担を強いることになる。実は、この種のプロダクション・マジックのために、後述するように、マジック用のさまざまな「取り出し用品」が販売されているので、それらを使えば、それこそ観客の目を驚かすほどの量のものを出すことができる。ただし、日常、普通に入手できるものでも工夫によっては、このような取り出しに使えるものもあるので、普段からそのような目で注意して巷の商品を見ることが肝要である。

◆　最初は、箱や筒の扱いの練習が中心となるので、タネの筒は空のままでもよい。しかし、ある程度、箱や筒を扱えるようになったら、取り出すものが充填されたタネの筒はかなりの重量があるから、練習のときと勝手が違うと感じる場合があるので、早い段階で、タネの筒には、何か取り出すものを入れて操作の練習をしたほうがよい。

◆　箱や筒には、決まった大きさというものはないが、市販のマジック用具を見ると、大きなものと小さなものとの2種類が販売されている。本書でマジシャン用の市販商品の例としてあげた（株）テンヨーのものや、DPグループのものは、大きいほうのサイズである。これは、やはり大きいサイズの箱や筒は、タネの容量も大きくなるので、取り出せるものが多くなることが最大の利点である。また、あまり小さいものでは、障害者が扱うときに困難を感じる可能性もある。箱や筒そのものの重量は、（株）テンヨーのものは金属製なのでやや重いが、DPグループのものは、基本的に厚紙で作られているので、筒そのものはきわめて軽い。しかも、ステージで見た感じは、とても厚紙には見えないので、操作性と大きさ・容量の両方の面から、DPグループの筒は優れている、と言える。

◆　自分で箱や筒を製作する場合は、素材の加工しやすさ、重量、大きさなど、いくつか検討しなければならない項目があるが、いずれにしてもデザインも含めて、特に制約はないので、自由に制作してかまわない。

④応用

◇　練習してみて、すぐに気が付くことがある。箱にしろ、筒にしろ、2つあって、そのそれぞれの中を観客に見せて空であることを示す。中に黒塗りのタネ筒が入っているのだが、その黒塗りのタネ筒は、2つの箱の両方もしくは筒の一方に窓が開いていて、そこから箱や筒の中が見えるようになっているので、窓からは黒い空間しか見えない。そのため、窓の付いている箱や筒の中も空だと推定される、というのが、このマジックの不思議さの原点である。

◇　しかし、観客は誰でも考えることだが、どうして、2つの箱や筒を同時に見せて、両方とも空であることを示さないのか、という疑問には答えられない。今回は、マジックの不思議さそのものよりも、それを達成する運動機能の改善や精神機能の発展、あるいは、コミュニケーション能力の訓練のためのリハビリが主たる目的なので、そこまで検討しなくてもよい。

◇　では、箱や筒を同時に見せる方法はないのか？と問われると、ある。それはやや高度のマジックに属するが、それに近い見せ方はできる、ということを後述しておいた。

◇　片方もしくは両方の手の動きが自由でない障害者においても、一応、段階的に、それぞれの動作の可能性を探ってみることは無駄ではない。滑らかな動作ができなくても、観客側には、マジシャンの動きが自由でないことを想定させるので、かえって、不自然な動きも許容される可能性があり、意外に、成功する率が高いからである。したがって、障害の程度によって諦めたりしないで、段階的にでも、機能訓練のつもりで試してみることが肝要である。

◇　紹介のために見本として示した市販マジック用具のうち、四角い箱のブラック・アートは、金属製のものである。一方、筒のものは、厚紙製なので軽い。障害者が扱いやすいのは、もちろん軽い後者のほうで、道具としては、これがお勧めだが、これを自分たちで手作りするとなると、丸い筒状のものは、四角い箱状のものに比べてなかなか作りにくいのが難点である。

◇　自分たちで作る場合は、やはり加工しやすい素材を選ばなくてはならない。したがって、ダンボールなどの紙製のものが適していると言えるが、窓の部分は、複雑なデザインに切り揃えて加工するのは技術も要るし、たいへんなので、むしろ、大きな窓にして、内側からアルミ製や樹脂製のメッ

シュの網を張るなどして工夫するとよい。色も、2つの箱や筒が対照的なものがよく、塗装するのはたいへんだし汚れるか、最初から色つきの紙を使うか、あとから色の紙を貼るなど、用具の製作そのものに苦労しないようにしたほうがよい。詳しくは、用具の製作の項で述べる。

2. マジックの実際の現象

[現象]

　マジシャンは、テーブルの上に置いてある四角い赤い箱を示します。箱にはダイヤ状の窓がいくつか空いていて、窓からは、中の青い箱が見えています。マジシャンは、まず、中にある青い箱を上に抜いて、観客に中が完全であることを見せます。同時に、赤い箱の窓からは中が空であることが見えます。次に、この青い箱を赤い箱の中に戻し、今度は赤い箱を上に持ち上げて、空であることを示します。今度も、テーブルに残った青い箱の窓からは、中が空であることが見えています。マジシャンは赤い箱を青い箱の外に戻します。完全に空であった2つの箱の中からは、シルク、鞠、花、果物、はては、目覚まし時計などがステージ狭し、と出現します。

[必要なもの]

①上の［現象］で記述した用具は、(株)テンヨーの、その名もズバリの「ブラック・アート」です。残念ながら、(株)テンヨーは、すでに、この種の製品からは撤退していて、この「ブラック・アート」も販売されていません。販売されていた当時の価格は36000円で、マジック用具としては、かなり高価なほうでした（図1）。

介護に役立つ　リハビリ・マジック

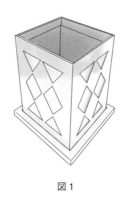

図1

② (株) テンヨーの「ブラック・アート」の大きさは、外側の赤い箱が18㎝×18㎝×23㎝の筒状で、内側の青い箱が17.5㎝×17.5㎝×23㎝のやはり筒状です。一方、中の黒いタネの箱は15.5㎝×15.5㎝×22㎝の大きさでこれも筒状です。この (株) テンヨーの製品には、下に台が付いていて、台の大きさは、22㎝×22㎝です（図2）。

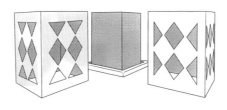

図2

③ (株) テンヨーの「ブラック・アート」の箱（筒）の材質は金属で、台だけが木製です。類似の製品・商品は世界市場でも広く販売されていて、欧米の多くの商品は、「スクエア・サークル」という名前で売られている、文字通り、四角い箱と円い筒とを組み合わせたものです。また、材質も木製か樹脂製のものが多く、(株) テンヨーの製品のように四角い箱（筒）が2つで構成されていて、両方に窓があり、かつ金属製のものは、非常に稀です。

④ もうひとつは、2つの丸い筒を使う製品で、DPグループから、厚紙で作った軽い「ブラック・アート」が2種類販売されています。そのうち、標準

的な大きさのほうは現在品切れですが、「ブラック・アートＬサイズ（浮世絵）」は現在でも入手可能で、価格は 5800 円です（図 3）。ちなみに標準的なサイズのものの価格は、4980 円です。

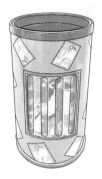

図 3

⑤厚紙とは言え、見た感じや使い勝手は、木製や樹脂製の製品に比べて遜色ありません。DP グループのマジック用品は安価で質が良いためお勧めですが、これも例外ではありません。このＬサイズの大きさは、大きい方の外側の筒が、直径 22 ㎝×高さ 40 ㎝で、小さい方の内側の筒が、直径 20 ㎝×高さ 40 ㎝、タネの黒い筒が、直径 18 ㎝×高さ 37 ㎝で、タネの黒い筒にだけ底があります。また、タネの黒い筒は、つや消しになっていて、窓から見えてもわからないようになっています（図 4）。台はありません。

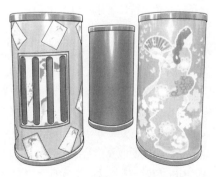

図 4

⑥これらの箱や筒を自分たちで作る方法は、項を改めます。世界市場で販売さ

れている商品が「スクエア・サークル」と呼ばれる、四角い箱と丸い筒から構成されるものであることはすでに説明しましたが、これらは、ほぼ例外なく、箱の中に丸い筒が入っていて、その筒の中に、もうひとつのタネの黒い筒が隠されている方式のものです。箱の前面に窓が開いていて、中の丸い筒だけを持ち上げたとき、中に残っている黒いタネの筒が、見えないようになっているため、箱の中が空に見えるという錯覚を利用したものです。箱の前面の窓は、デザインや装飾が施してあったり、メッシュ（網目）が張ってあったりするものもあります。上のDPグループの製品も基本的な構成は同じで、外側の大きな筒のほうにだけ格子の窓が開いています。

⑦その点、驚くのは、(株)テンヨーの製品で、これは、2つの箱の両方に窓があって、しかも、それがデザインで上手に重ならないように工夫されていることです。これだけダイヤ状の穴を側面に開けると、厚紙や樹脂製では強度が損なわれますから、金属で製造されているのも頷けます。中の黒いタネの箱も、光を吸収するベルベットのようなものが貼ってあって、製品としてはかなりよくできています。したがって、その分、コストも高くなっていると言えます。ただ、実用的かと言われると、なにしろ金属製ですから、相当に重いので、扱いや操作に苦労しますし、ステージ・マジックですから、この箱を持って会場まで移動することを考えると、手放しでこの製品がいいとも言えません。

[準備]（以下は、DPグループの筒を使います）

①タネの黒い筒の中に、あとから出現させる品物を入れておきます。通常は、シルク、果物などで充分です。特に、果物は、出現させたあと、観客に配ることができるので、適しています。ただ、このような固形物だけだと、タネの黒い筒がすぐにいっぱいになりますから、実際より多くの品物が出現したように見せるためには、折り畳んで収納できるものをいくつか入れておくといいのです。その典型はシルクですが、そのほかは、たとえば、万国旗とか提灯とかが適していますし、巻いてあるカラー・テープを巻き取りながら取り出すのも演技が大きく見えて有効です。

②(株)テンヨーは、もうこの種の取り出し用品は一部のものを除いてほとんど扱っていませんが、DPグループでは、こうしたプロダクション用の商品も販売されていて、いずれも容易に入手できます。小さく折り畳める羽毛花、中にバネが入っていて、取り出す前は小さく圧縮されていて、取り出すとき

は普通の球状になる鞠、万国旗、目覚まし時計、テープなど、いろんな商品が用意されていますので、これらを使ってテーブル状に取り出せば、筒の容量の数倍の品物が出て来たように見えて効果的です（図5）。

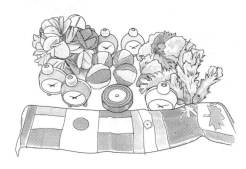

図5

③実際のプロ・マジシャンの舞台では、このように出した大量のシルクやテープから、さらに鳩やオウムや犬のような生き物を出したり、パラソルや大きな旗を出したりしますので、今回のリハビリ・マジックでは原則としてそのような演出は必要ありませんが、さらに本格的なマジックを目指したい、と思っている人も中にはいらっしゃると思います。したがって、取り出した品物から、さらに大きな物を出すような演出は、今回は解説しませんが、機会があれば詳しく解説したいと思っています。

④黒いタネ筒に取り出す予定の品物を入れたら、その上に内側の筒（赤）を被せ、さらにその上に外側の筒（緑）被せます。これがセットです。外側の筒の格子の窓は観客側を向けておきます。

[やり方]

①まず、外側、内側、タネの3つの筒全体を右手で上から掴んで上へ持ち上げて、左手で筒の底とテーブルの間の空間を左右に動かして示し、筒の下にもテーブルの上にも何もないことをジェスチャーで示します（図6）。

②このとき、右手で持ち上げた3つの筒も、全体を回転させて、筒の裏側にも不自然な部分がないことを何気なく示しておきます（図7）。もちろん、筒の下には何もありません、とか、筒の裏側にも何もありません、などと口

頭で言う必要はありません。

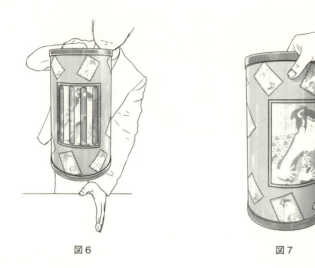

図6　　　　　　　　　　　　図7

③筒を3つとも、テーブルの上に戻します。外側の筒の窓は観客側を向いています。外側の筒（緑）を左右の両手で挟むように持って支えるようにして上に抜きます（図8）。

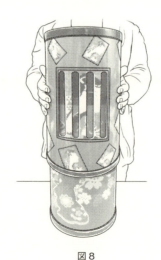

図8

④抜いたら、筒の中を観客側に向けて、中には何もない中空であることを見

せます（図9）。あるいは、右手で、筒の上部を持って、観客側に口を向け、左右の観客に筒の中が完全に空であることを見せます。

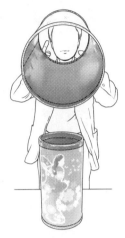

図9

⑤外側の筒が空であることを見せたら、筒を元通り外側に戻します。このとき、外側の筒（緑）で内側の筒（赤）を蹴って筒全体が倒れてしまわないように注意します。よく起こるアクシデントです。外側の筒を元に戻したら、今度は、両手を内側の筒（赤）の内側にかけて、上に引っ張り上げます。外側の筒の格子の窓から中が見えるようになりますが、タネの筒は黒いですから、観客からは、筒の中が空であるとしか見えません。上に抜いた内側の筒も、さきほどの外側の筒と同じように、中が空であることを観客に示します（図10）。

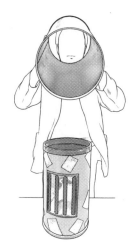

図10

⑥内側の筒（赤）を元通りに外側の筒の中に戻します。このとき注意することは、中に黒いタネの筒が入っていますので、内側の筒（赤）は、外側の筒（緑）とタネの筒（黒）との間に戻さなくてはなりません。このことに慎重なあまり、内側の筒（赤）をそっとゆっくり戻しがちですが、それは不自然です。本来、外側の筒（緑）の中は空のはずですから、そこに内側の筒（赤）を戻すのは造作もないはずです。したがって、このときは、もちろん慎重になりつつも、やや無造作に戻さなくてはなりません。それには、まっすぐ戻そうとしないで、筒の手前からまず入れて（図11：横から見た図）、少し入ったら筒をまっすぐにすると、入った所がガイドになって滑らかに入ります。こういうところも練習の要る箇所です。

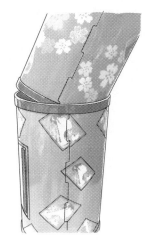

図11

⑦内側の筒を戻したら、これで、2つの筒をそれぞれ空であることを示したことになります。ここで、2つの筒を重ねたまま、両手を筒にかざして、軽くおまじないをかけます。

⑧ただちに、筒の中から、シルクなどを取り出します。取り出した品物は、テーブルの上に陳列するように置きます。所狭し、と並ぶ感じが、あんな小さな筒から、こんなにたくさんの品物が出たのか、と観客に思わせます。

⑨一度に全部は出しません。半分ほど取り出したら手を止めて、再び、外側の筒（緑）を両手で上へ持ち上げて空であることを示します。外側の筒を一旦元通りに戻し、次に内側の筒を持ち上げて、空であることを示します。これらは、さきほどと同じ動作です。この見せ方にもいくつかバリエーションはありますが、ここでは、さきほどと同じ見せ方にします。内側の筒（赤）を元通りに戻します。これで、再び、2つの筒が空であることを見せたことになります。

⑩右手を筒の上にかざしておまじないをかけるフリをします。タネの筒にある残りの品物を順に取り出して終わります（図12）。

介護に役立つ　リハビリ・マジック

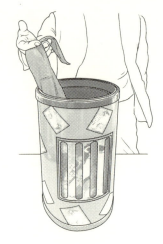

図12

[このマジックのリハビリ機能としての目的]

　このマジックでは、細かい手指の操作はありません。せいぜい、タネ筒の中の品物を取り出すときに、シルクを掴んで出したり、テープの先をつまんで出したりする程度です。バネ鞠を使った場合でも、バネ鞠を留めてあるストッパーを外すだけです。いずれの作業も、やや細かい作業とは言え、すべて筒の中で行ないますから、運動機能としての難しさは多少あるとしても、マジックの現象そのものに影響するほどではありません。

　したがって、このマジックのリハビリ機能としての観点は、腕や手指による筒そのものの扱いと角度や筒の見せ方、また、関係する筋肉が連動した滑らかな動き、さらには、筒を左右の観客に見せるときの身体の角度などです。特に台詞を伴いませんので、ひとつひとつの動きをパントマイムで観客に示すことも重要なコミュニケーションの要素です。

　筒の見せ方は、ここでは、もっとも標準的な方法を解説してあります。ただ、どのように筒を見せたら空のように見えるかについては、議論と工夫の余地があります。運動機能を訓練し、マジックを練習しながら、筒の見せ方を工夫するのは、別の意味で楽しいことです。そのように、マジシャン自らが、演出の工夫のできることが、このマジックの利点と言っても過言ではありません。

　かなり大振りの筒を両手でしっかりと保持する動作でさえ、障害者にとって

は訓練の要る作業である場合があります。こういうとき、筒に重量があっては、さらに運動に負荷がかかりますから、今回取り上げた DP グループの厚紙製品の筒は、その点では、筒そのものの重量が軽く、両手で挟む動作という意味では適しています。逆に、むしろ負荷をかけて上腕・前腕や手首の運動訓練にしたいということであれば、タネ筒の中に入れるものを工夫すれば、ある一定程度の重さを確保することはできます。ただ、タネの筒を外から同時に持ち上げるには、筒の上部を指で掴むしかありませんので、筒の見せ方としては、ややバリエーションの部類に入ります。その見せ方については、後述します。

仮に、両手の指の可動制限がかなりある障害者でも、このマジックは可能です。それは指の細かな動きや、手首の伸展・屈曲などがあまり必要でないばかりか、極端な言い方をすれば、外側の筒、内側の筒、タネの筒と 3 本の筒を重ねてテーブルの上に立てたまま、筒の改め以外に、これらの筒をまったく動かさなくても、このマジックは演じることができるからです。その意味では、「とっつきやすい」マジックと言えます。

筒を 1 本ずつ上に持ち上げて空であることを観客に示すことが、このマジックの主な動作になります。次に、重要な動作は、空であることを示した筒を元に戻すことです。この 2 つの重要な動きを訓練してできるようになれば、このマジックは演じることができます。

もうひとつ大事な要素は、タネの筒に満載された「取り出し品」を取り出すことですが、これは、練習してみると、自分の運動機能で取り出しやすい物と取り出しにくい物とが判明しますから、まず、取り出しやすい物で練習し、徐々に取り出しにくい物に替えて行くようにします。

段階的な練習を行なうほど複雑な動きはありませんが、どのマジックにおいても、健常者にとっては、単純でなんでもない自然な動作が、手指の動きが制限された障害者にとっては、必ずしも容易ではないことを踏まえて、筒を持ち上げたり、持ち替えたり、元に戻したりするそれぞれの動作を段階的に区切って練習することは推奨されます。

以下の機能訓練では、筒の構造と仕掛けを認知して、タネの筒を準備することから始めます。マジックの動きは、その後段階的に行なうことにします。

1. 認知機能

①マジック専用の道具・用具というのは、障害者はもとより、健常者にとって

も日常では馴染みのないものです。したがって、輪ゴムやハンカチーフのように日常生活で目に触れるものと違って、マジシャンが持って登場しただけで、何か仕掛けが施されているのではないかと疑いをもたれます。すなわち、用具そのものが、観客に認知されないという難点があります。まして、(株)テンヨーの四角い「ブラック・アート」にしろ、DPグループの丸い筒の「ブラック・アート」にしろ、これが何であるかということを最初から認知させるのは、ほとんど不可能に近いわけですから、このマジックにおける「認知機能」というのは、いかに、2つの筒が空っぽであるかを観客に見せるということに尽きます。

②ちょっと難しく言うと、用具の構成上、外側の筒の窓から中が黒く見えて、それが演繹的に筒の中が空であると類推させる、ということになります。したがって、本来は、誰が考えても、本当に筒の中が空であるのなら、2本同時に見せればよい、ということになります。しかし、ここで用具をよく見てください。(株)テンヨーの用具は大きさもさることながら、そもそも金属性で重くて、両方の筒を左右の両手でそれぞれ同時に持ち上げて見せることはできません。一方、DPグループの筒も大きいのですが、これは軽いので、実は両手に1個ずつ持って同時に見せることが可能です。しかし、そのことがわかっているのはマジシャンだけなのです。通常は、この大きさの筒を仮に木製であれば、とても両手にそれぞれ持って中を見せることは重くてできません。そういう「暗黙の了解」の元に、筒を1個ずつ見せるのです。したがって、DPグループの筒であっても、パントマイムで、ある一定の重さがあるように扱わねば観客の理解の合理性に欠けます。

③以上が、筒を空に見せることの大前提です。実は、筒を2本使って、空であることを見せてから、中から大量の品物を取り出すマジックは、ここで扱っている「ブラック・アート」以外にも、最後に筒と同じ大きさの人形が出てくる「人形と筒」や、筒よりも大きな金属製や陶器製の壺(水で満たされている)が出現する「中華セイロ」(図13)や「クマ・チューヴ」というマジックもあります。これらは、タネの構造が異なるだけでなく、筒を空に見せる方法も異なり、筒を上下逆さに回転させたり、あるいは空中に投げ上げたりしますので、そもそも、筒そのものの扱い方が異なるのです。したがって、そのようなマジックをご覧になったことのある方は、同じ2本の筒なのに、空であることの見せ方がずいぶん異なる印象をもたれるかもしれません。それらは、いずれもここで解説している「ブラック・アート」よりも、複雑な

準備と仕掛けが必要なもので、筒自身にも「ブラック・アート」のような「窓」が開いてないにもかかわらず、空であることが示せるような見せ方をしていて、いわば「上級者向け」の用具なのです。

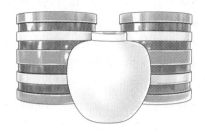

図13

④以上のことから、認知機能としては、筒が２本あり、そのうちの１本には、中が見通せるような窓があることと、それぞれの筒の中が空であることを観客に示す、ということになります。
⑤そして、その空の筒から大量の品物が出現します。これらの品物が何であるかということも認知の対象となりますが、ここでは、その品物のそれぞれに言及することなく、マジックの現象として、空の筒から品物が出現する、ということに留めます。

2. 運動機能（その１）

①２つの筒が空であることを見せるには、手指でしっかり筒を固定して持ち上げ、それが空であることを示すための手首や腕の運動機能が必要です。また同時に、身体全体の動きも伴いますから、リハビリとしては、連動した総合的な訓練になります。
②このリハビリ・マジックの練習では、２つの筒を同時に持ち上げたりはしませんので、そういう意味では、タネの黒い筒は、ずっとテーブルに置いたままです。したがって、ちょっと身も蓋もない言い方をしますと、最初から置いてあった筒から、筒の中にずっと置いてある品物を取り出すだけのマジックということになります。しかし、それだからこそ、いかに、このタネの黒

い筒が「あたかもないもののように」扱う動作を行なうかに腐心することになるのです。

③まず、練習の第一は、タネの黒い筒に取り出す順序とは逆に品物をセットすることですが、これは、高次の脳機能に関連しますので、後で項を改めます。

④次に、とりあえず、品物を充填したタネの黒い筒をテーブル上に置き、その上に、内側の赤い筒を被せ、さらにその上に外側の緑の筒を被せます。外側の筒の格子の窓は、観客のほうを向くようにします。したがって、格子の窓からは、中にある赤い筒が見えていることになります。以上のセットは、いわば準備ですので、まだマジックは始まっていませんが、リハビリとしては、このような準備にも、指や手、さらには、前腕や上腕の動きが必要になりますから、マジックの演技のときのような円滑さは必要ないにしても、動作や動きそのものは、ゆっくりでいいですから、確実に筒を持ち上げて、さらに別の筒に被せるという動作を繰り返して練習します。

⑤さて、タネの黒い筒をテーブルの中央に置く動きは、筒そのものはきわめて軽い（350グラム）ので、両手で左右から支えて持っても、片手で、上方の縁を手指で挟んで持ってもかまいませんから、持ち上げて、テーブルの上に置きます。タネの黒い筒だけは、中に、あとから取り出す品物を入れてセットする都合上、底があります（図14）。品物の詰める順序については後述します。

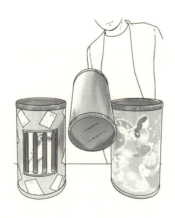

図14

⑥次に、このタネの黒い筒に、赤い内側の筒を被せます。この重さも、黒い筒とほぼ同じ重量で（350 グラム）軽いです。これも、両手で左右から支えるか、上方の縁を手指で挟んで持って、上から被せます（図 15）。

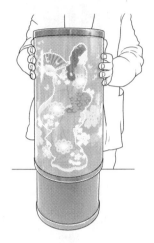

図 15

⑦さらに、この上に、外側の緑の筒（370 グラム）を被せます。今度も、両手で左右から支えて上から被せるか、片手で緑の筒の上方の縁を持って、上から被せます（図 16）。ただし、上の縁を持って被せた場合は、最後は、持った指のうち、筒の中に入れたほうの指が内側の筒に当たりますから、ちょっと上から落とすような形で放すことになります。この筒自体は厚紙でできていますが、上下の縁は樹脂でできていますので、多少、上から落としても、筒が歪むようなことはありませんので安心してください。

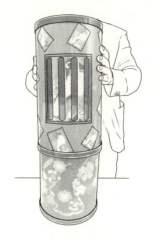

図16

⑧以上が「準備」です。この筒が、テーブルの上にあると、観客は、あの筒はなんだろう？と思います。つまり、置いてあるだけで、観客の興味を惹きます。実際のステージでは、必ずしも幕やカーテンがあるとは限りません。したがって、いつでも観客の目に触れないところで筒の準備ができるわけではありませんから、その場合は、3つに重ねた筒を、ステージ脇から運ばねばなりません。筒そのものの重さは、3つでほぼ1kgですから、それほど重いわけではありませんが、何しろ、タネの筒の中に大量の取り出し用の品物が入っていますので、その分の重量が加わります。こういう状況の時は、筒の上下に手を添えてステージ中央のテーブルまで運びます（図17）。まだ、あくまでも演技の準備の段階ですから、たとえば、2人で筒をステージのテーブルまで運んでもいいのです。

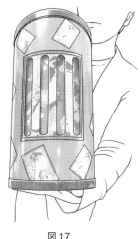

図 17

⑨演技の冒頭、観客は、怪しげな筒を訝しく思っているわけですから、まず、外側の筒を両手で 360 度回転させて周囲を見せます。（この部分は［現象］の記述とは異なります）これは、筒はそのままの位置で、両手で筒の上部を挟んで回すような形です。力はほとんど要りませんし、必ずしも、両方の掌が開いてなくてもかまいません。脳梗塞の後遺症などで、一方の手が自由に開かないとか、あるいは、片方の手が自由に動かせない場合は、不自由な方の手は反対側から添えるだけにして、動く方の手で抑えて挟みます。ただし、この場合であっても、不自由なほうの手がなければ筒を抑えることはできませんので、手の運動機能としての訓練・練習は必要です。早く回す必要はありません。回転はゆっくりでかまいません。回るのは、外側の筒だけで、格子の窓がありますから、360 度回転したことは、マジシャンにも観客にもわかります。同時に、筒の裏側には何も仕掛けのないこともわかります（図 18）。

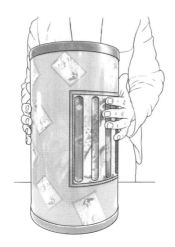

図18

⑩ 360度回転したら、両手で外側の筒だけを持ち上げます。これは、さらに高度な運動機能です。単に手指だけではなくて、今度は、筒を保持する前腕の力、さらには上方に持ち上げる上腕の力が必要です。無理をしないで、ゆっくり持ち上げます。筒が思った以上に大きいと思われるかもしれません。筒の下端が、完全に内側の筒から離れるまで持ち上げます（図19）。

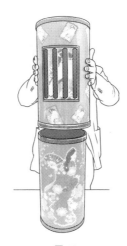

図19

⑪持ち上げた外側の筒の下端が内側の筒から離れたら、持っている外側の筒の上端を手前に傾けて、あたかも望遠鏡を覗くように、筒で観客席を覗くような形に持ちます（図20）。このときの運動機能はやや複雑です。まず、筒を両側から左右の手で支えています。このまま、あまり手首に負担をかけることなく、前腕をマジシャン側に90度屈折させて、筒を90度手前に倒すのです。したがって、前腕の屈折が自由にならない人は工夫が必要です。前腕が円滑に屈折しない障害者は、一旦、筒を身体の前面で受け止めて抱え（図21）、それから両手で持ち直すことによって、筒の持ち方を変えて、筒の中を見せるようにします。望遠鏡のような形に持ったら、そのまま、筒を左右の観客にも見せて、中が空っぽであることを強調します。ただし、観ればわかることですから、「筒の中は空っぽです」などと言う必要はありません。

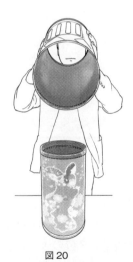

図20

介護に役立つ　リハビリ・マジック

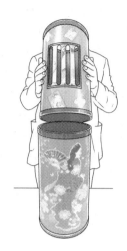

図21

⑫外側の筒を見せたら、いまの動きとまったく逆順の動きを行なって、外側の筒を元に戻します。言うまでもないことですが、外側の筒を見せているとき、テーブルの上には内側の赤い筒が残りますので、観客からは、格子の窓から見えていたのが、この赤い筒であることがこの時点でわかります。ここで、観客の注意力は、マジシャンが持ち上げている緑の筒とテーブル上に残っている赤い筒とに分散されます。

⑬外側の緑の筒を戻したら、今度は内側の赤い筒を取り上げます。これは、外からは挟むことができませんので、まず、両手の親指を赤い筒の内側にかけて持ち上げつつ、他の指を赤い筒の上端外側にかけて、赤い筒を持ち上げます（図22）。持ち上げながら、3分の1くらい筒を持ち上げた段階で、筒の持ち方を、左右から挟んで支える形に変えます（図23）。文章で書くとあっさりしていますし、健常者の方が練習してみると、要領がわかりますが、手指が不自由な障害者だと、まず、親指によって内側の赤い筒だけを持ち上げる箇所とか、指の持ち方を変えるところは、相当に運動機能の細かな訓練が必要です。

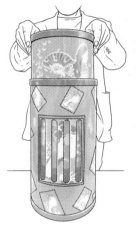
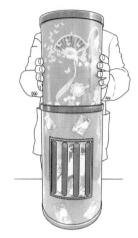

図22　　　　　　　　　図23

⑭内側の赤い筒を両手で挟む形で持ち上げると、テーブル上に残った緑の筒の格子の窓からは、中は真っ暗で、空であるように見えます。これは、中にあるタネのつや消しの黒い筒が見えているのですが、観客からは、何も入っていないように見えるのです、これが、「ブラック・アート」の名前の由来です。

⑮持ち上げた赤い筒は、さきほど、外側の緑の筒を見せたのと同じように、望遠鏡を覗くような形で、観客に中が空であることを見せます（図24）。このときの赤い筒の見せ方は、さきほどの外側の緑の筒のときとまったく同じです。

介護に役立つ　リハビリ・マジック

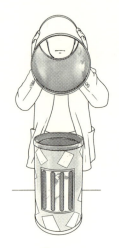

図24

⑯見せたら、赤い筒は、そのまま、元通りに、緑の筒の中に戻します。このとき、外側の筒の格子の窓を通して、赤い筒が下に降りて行くのが見えて効果的です。厳密には、さきほどと違って、外側の緑の筒と、中にある黒いタネの筒との間の空間に戻すわけですが、ステージ上においても、外側の筒の中は暗いですから、赤い筒がタネの黒い筒にぶつかって、滑らかに入らない可能性があります。そこで、マジシャンとしては、この赤い内側の筒を戻すときに、どうしても慎重にならざるを得ないのですが、このとき、あまりにも外側の筒の中を覗き込んで慎重に赤い内側の筒を戻すのは不自然です。本来、外側の緑の筒の中には何もないはずですので、そこに内側の赤い筒を戻すのは、きわめて簡単な作業だからです。その「慎重さ」を避けるためには、赤い内側の筒を戻すとき、赤い筒の下端のどこかをガイドのように外側の筒にくっつけて滑らしてしまうようにします（図25：横から見た図）。こうすると、すでに隙間に入った下端がガイドになって、赤い筒はストンと戻ります。間違って、ひっかかっても、これは、赤い筒が斜めに入ったことによって途中でひっかかったことがわかりますから、この動き自体の不自然さはありません。

プロダクション・マジック ブラック・アートを使った筒と箱

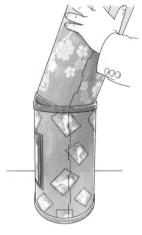

図25

⑰内側の筒を戻したら、これで、2本の筒の中を点検したことになりますから、おまじないをかけて、中（タネの黒い筒の中）から、セットしておいた品物を順次取り出します。

⑱品物を一定程度取り出したら、再び外側の筒（緑）、内側の筒（赤）という順で中を改め、そこから、さらに中の品物を取り出して行きます。最後に、大判のシルクなどを取り出してクライマックスとします。

⑲ここで、内側の筒を持ち上げて中を改めるときの両手の指及び腕の運動機能がもっともたいへんなので、それだけを段階的に練習してみます。

- 内側の筒の樹脂部分に両手の親指を内側からかけて持ち上げる。したがって、親指の機能が損なわれている人は、他の指で代替することになる。
- 親指等で5cm程度筒を持ち上げたら、筒の外側を他の指で挟む。他の指を使っている場合も同様で、最終的に、上に持ち上げた部分を左右の手で挟むことになる（図26）。

介護に役立つ　リハビリ・マジック

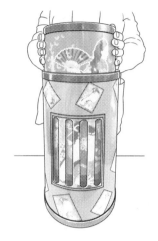

図26

> このまま、筒を上に持ち上げる。筒の下端が外側の筒から抜け出たら、左右から両手でしっかり筒を支えて、手前側に90度倒し、望遠鏡のように観客席を覗く形で、筒の中が空であることを示す。このとき、前腕の屈曲を主な動きとするが、同時に両手首もやや手前に曲げて、筒が90度になるのを助ける。
> ステージが観客席より高く設置されている場合は、観客の目線が下方なので、筒の中を見通せるために90度傾けなくてもよい。マジシャンの目から観客席が見える程度に筒を傾ければよい。
> 筒が空であることを見せたら、筒を再び元通り垂直にして、外側の筒の中に戻す。
> 戻すとき、持っている内側の筒の下縁の一部をガイドにして外側の筒の中に入れると入れやすい。

3. 運動機能（その2）「筒の見せ方のバリエーション」

①筒が空であることの見せ方の基本的なリハビリとしては、上述のやり方で充分なのですが、マジックとしては、2本の筒が空であることを見せるために、もう少し、ちょっとした工夫が必要です。それには、やや複雑な連動した運動機能が必要なので、項を別にしました。

②これは、最初に2本の筒が空であることを見せて、一定程度の品物を出した後、2回目に、2本の筒が空であることを見せるときのバリエーションです。流れるように行なうと、本当に筒は2本とも空であるように見えます。

③外側の緑の筒が空であることを示したあと、テーブルの上の赤い筒の上に被せて戻します。ここまでは同じです。次に、内側の赤い筒を上に持ち上げて、空であることを示したあと、この赤い筒を右手だけで上端を掴んで持ち、左手は、テーブル上の緑の筒と、その中に隠されたタネの黒い筒との両方の上端を掴んで持ち上げます（図27）。このとき、運動機能としては、右手の指先だけで内側の赤い筒を掴んで保持することもさることながら、左手の指先だけで外側の緑の筒と品物の入ったタネの黒い筒との2つの筒を持ち上げなければならないので簡単な動きではありません。

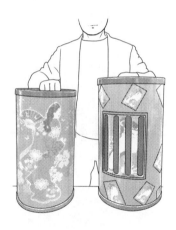

図27

④加えて、右手が赤い筒を持つのに続いて、左手でテーブル上の2つの筒を取り上げるのとは、時間的には連動していなくてはなりません。左手指先のグリップが甘いと、中にあるタネの黒い筒が取り出し用の品物が入っている分、その重さに負けて下へ落ちそうになります。そういうときは、無理にこの2つの筒を持ち上げないで、すぐに、もう一度テーブルの上に戻せば、タネの黒い筒が下に落下することを防ぐことができます。ここでは、無事、左手で外側の緑の筒と中のタネの黒い筒とが持ち上げられたと仮定して解説を進めます。

⑤ 左右の手にそれぞれ筒を持ったまま、一呼吸置きます。テーブルの上には何もありません。右手に持っている赤い筒は、いま空であることを示したばかりですし、左手に持っている緑の筒は、格子の窓から中が空（？）であることが見えています。

⑥ まず、右手の赤い筒（本来の内側の筒）をテーブルに置きます。次いで、左手の緑の筒（本来の外側の筒）と中に隠されたタネの黒い筒を一緒に、テーブルに置いた赤い筒に被せて置きますが、なにしろ、左手は2本の筒からなっていて、中にタネの黒い筒が隠されていますので、中のタネの筒をテーブル上の赤い筒の中へ入れ、外側の緑の筒をテーブル上の赤い筒の外側に戻さねばなりませんから、マジシャンの気持ちとしては、自ずと慎重な動きになります。文章で書くと難しいように感じますが、今度も、中の黒いタネの筒をガイドのように戻すようにすれば、緑の筒は、自然と外側に落ちます（図28）。案ずるより産むが易し、で実際に練習してみれば要領がわかります。

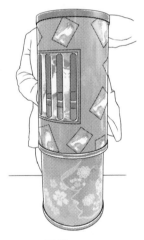

図28

⑦ 2回目の「筒の改め」をこのように行なえば、1回目の単純な見せ方とは異なり、筒は2本とも、本当に空のような印象を受けます。

⑧ 運動機能としてはなかなか複雑です。まず、両手で持っていた内側の赤い筒を右手だけで上縁を掴んで保持しなければなりません。これには、右手を筒に沿って上まで滑らせる動作が必要になり、これだけでも相当な訓練です。

⑨ 次に、右手は赤い筒を持ったまま、左手でテーブル上の2本の筒（うち1

本は観客に見えてはいけない黒い筒）を持ち上げなければなりません。これは、手を滑らせたりする必要はないのですが、タネの黒い筒の中にあとで取り出すための品物が入っているので、その分の重量があります。したがって、しっかりグリップできる握力が必要です。

⑩さらに右手と左手の連動が必要です。左手でテーブル上の緑の筒（中に黒いタネの筒）を持ち上げたら、右手の赤い筒をテーブル上に戻し、その上に左手の筒を被せます。このように、左右の手をリズミカルに動かすには、脳の指令が必要ですから、円滑にできるようになるまで何度も訓練します。段階的に書いてみます。

> テーブル上に、3本の筒をセットする。すなわち、外側の緑の筒、内側の赤い筒、そして中に取り出し用の品物を入れたタネの黒い筒。
> 外側の緑の筒を両手で上方に抜いて、90度手前に傾けて中が空であることを見せる。見せたら、この筒を元通り、テーブル上の赤い筒に被せて戻す。
> 両手の指を内側の赤い筒にかけて上方に持ち上げ、この筒も手前に90度傾けて中が空であることを示す。示したら、この赤い筒は、右手を筒に沿って滑らせて上縁を右手だけで持つ。
> 空いた左手は、テーブル上の2本の筒をあたかも緑の筒1本であるかのように、上縁を左手で掴んで2本とも持ち上げる。
> 右手の赤い筒をテーブル上に置く。
> いま置いた赤い筒の上に、左手の2本の筒を被せる。タネの黒い筒の存在は観客には隠している。

4. コミュニケーション技術（機能）のリハビリテーション

①「ブラック・アート」は、観客との間にやりとりがあったり、喋りながら何かを行なったりするマジックではありませんので、台詞や言葉によるコミュニケーションはありません。したがって、無言の動きの中に、2本の筒が完全に空であるという状態を納得させる必要があります。特に、外側の筒に開いた窓は、本来なら観客の注意を喚起したいところですが、そのようなことはしないばかりか、また必要もありません。

②言い換えれば、観客に2本の空の筒を認識させることが重要です。そのた

めに、最初に回転させて外側の筒の周囲を見せ、次いで、その筒を取り上げることによって、中にあった内側の筒と、格子の窓から見えていた異なる色の筒が認識されるのです。このことは、再び、外側の筒を戻すことによって、格子の窓に内側の筒の通るのが見えますから、さらに確認されます。そして、内側の筒を上へ抜き出すことによって、格子の窓には黒い空間だけが残り、それで演繹的に筒の中が空であることが類推されるのです。以上のことは、マジシャン側が勝手に考えた思考行程であって、観客は必ずしもこのように考えない可能性もありますが、少なくとも、観客の考えを、このように誘導するような「筒の見せ方」というのが、このマジックにおける最大のコミュニケーション技術です。

③品物の取り出し方にもコミュニケーション技術は必要です。実際の動きについては、後述しますが、シルクを取り出すにしても、鞠を取り出すにしても、ただ、筒から次々取り出してテーブル上に並べるのではなくて、たとえば、シルクは、片隅を持って、客側に向かって投げかけるように取出すとか、鞠は一旦空中に投げ上げるとかして、観客の共感を呼ぶような取り出し方を工夫します。

④演出によっては、最後に大きなミルク・ジョッキーを出すこともできます。こういう場合は、黙って取り出すのではなく、マジシャン自身も、意外なものが出て来たことに観客とともに驚いてみせるような表情や演出が必要です。ミルク・ジョッキーの出し方は、「本格的マジックとしての応用編」の項で詳述します。

⑤マジック「ブラック・アート」の最大の欠点は、2本の筒を同時に空であることを見せないために、やはり、もう1本の筒を隠しているのではないかと思われることです。しかし、観客が推理することと、実際のタネ明かしをしてしまうこととの間には大きな差があります。「サーストンの3原則」を引用するまでもなく、決してタネの黒い筒を観客の目に触れさせてはなりません。観客の推理がたとえ正解であっても、タネ明かしをしない限りは、あくまでも類推に過ぎないからです。

5.「ブラック・アート」の用具を製作すること

これまで例として示した四角い箱2つや2本の筒は、市販品もありますし、実際に円滑に上下に出し入れできる2つの箱や2本の筒を作ることは、想像

プロダクション・マジック ブラック・アートを使った筒と箱

以上に難しいので、ここでは、欧米で中心になっている「スクエア・サークル」と呼ばれる「ブラック・アート」を製作することにします。これは、2つの箱や2本の筒ではなくて、1つの箱と1つの筒から構成されるもので、したがって、「スクエア・サークル」と呼ばれています。構成は、箱の中に筒が入っている形態で、筒の中にはタネの筒があり、箱には、正面に中が見通せるような穴が開いています。箱の穴は、そのままでは、ちょっと直接的過ぎるので、網のようなメッシュをかけてあります。セットした形（図29）と、分解した状態（図30）を示しておきます。

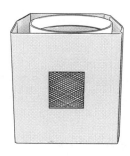

図29

介護に役立つ　リハビリ・マジック

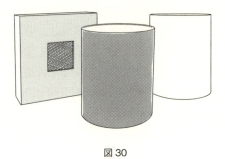

図30

[必要なもの]

①大きさは、(株) テンヨーの製品の「ブラック・アート」を参考にします。DP グループの製品は、やや大振りで、自分たちで作るには大きすぎます。したがって、今回の「スクエア・サークル」では、外側の「箱」が、21cm×21cm×24cm程度（厳密にこの通りでなくてもかまわないのはもちろんです）、中の「筒」が、直径20cm×高さ24cm程度になります。欧米で販売されている「スクエア・サークル」の中には、筒の高さのほうがやや大きいものもあります。箱の中から筒を取り上げることを考えると、多少高さの高いほうが取り上げやすいかもしれません。

②中のタネの筒は、当然、内側の筒より小さなものでなければなりませんが、これには、底を作らねばなりませんし、底のある円筒を手作りするのは容易ではありませんから、市販の缶（中身を消費して空いた缶）や、他の用途に売られている手頃な円筒で代用することにします。ただし、金属製の缶は、お土産用の大きめのキャンディーなどの缶が見つかっても、金属製であるだけに、自重があって重いのが欠点です。

③図31のものは「鮮度保持容器」として一種のキッチン用品として市場で広く売られているもので、底があるのはもちろん、樹脂製で軽いですし、大きさも、いま、準備している箱と筒から考えると、直径18.8cm×高さ21.5cmとちょうどいい大きさです。

プロダクション・マジック ブラック・アートを使った筒と箱

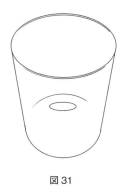

図31

④タネの筒は、箱の中が空に見えるために、黒くなければなりませんが、黒く塗るのは塗料の選択や、塗布する工程なども考えると、リハビリ以前に、医療従事者側の準備と負担がたいへんです。そこで、黒く塗るのではなくて、黒のベルベットなどを薄い両面テープでタネの筒に貼ることにします（図32）。

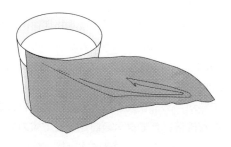

図32

⑤これで、タネの筒が完成しました。次に内側の筒ですが、これは、丸い円筒にしなければならず、加工しやすい材料で、かつ、加工後も丸い筒の形状を維持しなければなりませんので、カッターで切ったりしやすい樹脂製のシートを丸めて作ります。今回使ったシートは、ポリプロピレン製で、厚さは1mmです。高さは24cmと決まっていて、直径が20cmですから、シートは、20 × 3.14 = 62.8cmの長さにカットして丸めます。ただし、最後の部分

253

は重ねて糊しろに使いますから、実際のカットは、24cm×63cmくらいにします。接着は、樹脂用の接着剤を使います（図33）。これは、生地のまま白で使ってもいいですし、塗料が載りますから、スプレー等で好みの色に着色してもかまいません。

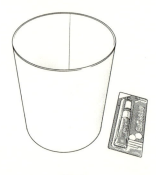

図33

⑥これで、タネの筒と、内側の筒が完成しました。内側の樹脂製の筒が、滑らかにタネの筒に被さることを確認してください。次に、箱を作ります。これは、軽い素材で、加工がしやすく、天井と底のない四角い筒の状態でしっかり立つ素材にしなくてはなりませんから、やや厚手のダンボールにします。ダンボールなら、窓の加工なども容易にできます。ダンボールは、入手しやすい引っ越し用のダンボールで無地のものをカッター等で切って筒状の箱に作ります。大きさは、21cm×21cm×24cmですが、筒の形状にしてしまう前に、窓の加工と内側に黒のベルベットを貼る作業を行ないます。窓は、やや大きな円でもいいのですが、あまり大きいと強度が損なわれます。また、切り抜いただけでは、中が直接見えてタネの筒が不安ですので、開けた穴の部分に、内側からメッシュ（網）を張っておきます（図34）。

プロダクション・マジック ブラック・アートを使った筒と箱

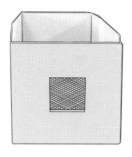

図34

⑦以上で、マジック「ブラック・アート」を演じる際の、外側の箱、内側の筒、タネの黒い筒、すべての用具が完成しました。次に取り出す品物の検討に入らねばなりません。

6. 取り出し用品の選定とタネ筒へのセット

①定番のシルクのハンカチーフは、マジック用も市販されていますが、素材としては容易に手に入るものなので、最初に取り出す品目としては必須です。

②観客に配ることのできる「物」としては、小さな袋状のポテトチップスとか、箱に入ったキャラメルやキャンディー、チョコレートなどの菓子類が考えられます。

③それ以外では果物で、多くは、林檎やバナナや蜜柑などですが、最近は、スポンジ製の果物や樹脂製の果物も販売されているので、それらと本物の果物を混合して取り出して、本物だけを観客に配ることにすれば、観客は、取り出された果物はすべて本物だと思います。

④タネの筒の中には、小さく折り畳めて、取り出すときには大きく見せられる品物が適しています。例としては、提灯などがあります。また、テープなども、固く巻かれて筒の中に入っていて、取り出すときは棒で巻き取るようにすると、ずいぶん大きな量に見えますから適しています。

⑤後述するように、マジック用には、取り出し用の商品がたくさん開発・販売されていますので、その詳細については項を改めます。

⑥タネの筒へのセットの仕方ですが、旅行の準備と同じで、最後に取り出す物

を底(下)へ入れて、最初に取り出す物を上へ入れます。筒そのものの安定のためには、やや重い物は、底に近い方へ入れます。したがって、果物など、重量のあるものは下へ入れて、やや軽いものは筒の上へ入れるようにします。菓子なども、キャラメルやキャンディー、チョコレートなど重量のあるものは、筒の中間部に入れて、袋菓子などをその上に入れます。なお、テープは、筒の中で動かせますので、最後に出すからと言って、一番底に入れる必要はありません（図35）。

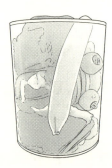

図35

⑦最後に、一番上に、最初に取り出すシルク・ハンカチーフなどを入れます。複数枚のシルク・ハンカチーフは、次々と取り出す易いように、一方の隅を絡ませておきます(図36)。こうすると、最初の1枚を取り出し終ったときに、次の1枚の隅が取り出し易いように立ち上がります。ティシューの箱の要領です。

プロダクション・マジック ブラック・アートを使った筒と箱

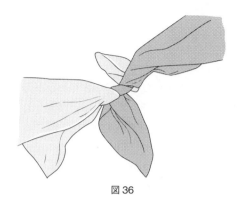

図36

7. マジック用に製作されて市販されている取り出し用品（図37）

　このマジックのように、筒や箱から大量の品物を取り出すマジックは、ステージ映えのするせいか、欧米でも演じるマジシャンが多く、そのため、小さく折り畳めて、取り出したときには大きく見える「取り出し用品」にはそれなりの需要があり、その種類も多く世界で販売されています。しかし、世界市場で探しても意外に大きさや重量に適当なものがなかったり、かなり高価であったりします。その点、日本では、マジック用品を比較的安価で提供しているDPグループから、この種の取り出し用品がいろいろ販売されていますので、仕様や用途と、参考のための価格も含めていくつか紹介しておきます。言うまでもなく、これらの「マジック用取り出し用品」は必須ではありません。

(1) シルク・ハンカチーフ

　薄くて扱いやすい上に色も豊富です。大きさもさまざまなものがありますが、取り出し用としては、60cm角（1枚864円）か90cm角（1枚1728円）が適しています。シルクですから、大きいサイズになればなるほど高くなります。

(2) 万国旗

　シルクでできていて、折り畳むとかなり小さくなりますし、取り出したときに、世界の国旗が次々と出て来ますから、見た目が派手でいいです。普通のサイズのもの（1620円）と、やや大きなサイズのもの（3240円）とがあります。また、国旗がひとつずつ別になっているのではなくて、帯のよう

257

に繋がっているものもあり、フラッグ・ストリーマー（2700円）と呼ばれています。

(3) シルク・ストリーマー

　要するにシルク製の帯状のスカーフのようなものです。いろんなデザインのものが販売されています。折り畳めて小さくセットできるのと、取り出したときに、色や模様がカラフルで、非常に舞台映えがします。虹色のものは途中で色が変化していてきれいです（3024円）。

(4) くす玉

　紙製の花を25輪ほど束ねたもので、折り畳むと小さくなり、拡げると25輪の花が一挙に丸く咲きますから、実際よりかなり大きく見えます。束ねてあるので、そこを中心に花の玉のようになりますから「くす玉」と呼んでいますが、お祝いなどのときに割る、いわゆるくす玉とは異なります。これにも、サイズがあって、25輪のものは1620円です。紙でできているものが多いですが、布製やメタルカラーのものもあります。

(5) 取り出し花

　羽毛製の花で、色も綺麗ですが、大振りなものは見栄えがよく、しかも見た目よりかなり小さくなります。これにもサイズや花の数などで、種類は千差万別です。かつては、白鳥の羽毛が主流でした。取り出し用品の中でも高級感があり、特に欧米の商品はかなり高価ですが、近年はアジアで調達できるようになり安価なものが流通しています。DPグループの商品では、20輪のもので5400円です。

(6) ばね鞠

　ボールというか鞠の中にバネが入っていて、潰せます。したがって、潰した状態で、ゴムバンドなどで4個ずつ留めておいて筒の中にセットしておきます。取り出すとき、留めてあるバンドを外せば、一気に4個のボール（鞠）が誕生します。取り出したときに容量があるので、たとえば、16個出すと、どこにそんなスペースがあったのか？と観客は驚きます。4個セットで、3218円です。

(7) 目覚まし時計

　かなり特殊なものですが、なぜかマジックの取り出し用品としては定番です。音が鳴るものと鳴らないものとがあります。金属製の商品は高級感もあり、取り出したときに実際の目覚まし時計のように見えるのが利点です。時計は、5個〜6個重なるようになっていて、重ねてセットすれば、スペース

は時計1個分しか必要ではありません。DPグループの商品は樹脂製でカラフルです（5個セットで4860円）。

(8) 取出し用リボン（あるいはテープ）

　　かなり小さく、きっちり巻いて畳めるので、スペースを取りません。その割りには、筒の中から取りだしたときに、かなりの嵩の量になるので、取出し用としては適しています。その名も、プロダクション・リボン（3240円）と呼ばれています。

(9) シャンパン・ボトル

　　ゴム製で、小さく折り畳めます。欧米市場では、シャンパン以外にもコーラやビール、ワイン、ケチャップなど、さまざまな瓶があります。もともとは、別のマジックのために開発されたものですが、取出し用にも使えます。DPグループのものは1本4104円です。取出したあと、実際にシャンパンが注げるように作られた商品もあります。

(10) ウサギ

　　本物を出せないこともありませんが、生き物は世話や管理がたいへんなので、今回のような場合は、適していません。小さく折り畳めます。1620円です。このようなものを取り出しても観客の誰も本物の動物だとは思いませんが、子どもは喜びますし、マジックにウサギはつきものですから、一種の愛嬌です。

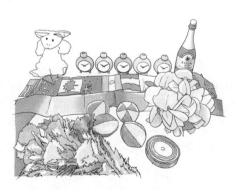

図37

8. 本格マジックとしての応用編

　本書は、本来、リハビリ目的で書かれていますから、この「応用編」は、さ

らに本格的なマジックを目指す人のオプションです。あるいは、マジック・マニア用の解説書では、ここに取り上げたようなプロダクション・マジックを取り上げることが少なく、応用編のような本格的な使い方に接することがないと思われるため、上級者用に追加しました。ただし、解説は簡単にしてあります。

[ミルク・ジョッキー]

タネの黒い筒の中にマジック用のミルク・ジョッキーにミルクをセットして（詳しくは拙著「60歳からのマジック入門」参照）入れておきます（図38：図はまだミルクは入っていません）。

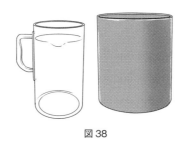

図38

　そうすると、ミルク・ジョッキーの中は、乾いていますので、そこに、取り出し用のさまざまな品物がセットできます。「スクエア・サークル」や2本の筒が空であることを見せたあと、さまざまなものを取り出し、最後にミルク・ジョッキーを出すのです。ただし、ちょっとテクニックが要ります。

①ミルク・ジョッキーは白いので、タネの黒い筒の中に入れておくのは必須ですが、最後に取り出すときは、マジシャンが筒に手を入れてごそごそミルク・ジョッキーを取り出すのではなく、内側の筒を上に取り上げて、テーブル上に突如ミルク・ジョッキーを出現させたほうが効果的です。その場合、タネの黒い筒の底が邪魔になりますから、ハンドリングに工夫が必要です。

②準備としてシルクを1枚、ミルク・ジョッキーの内側の底に折り畳んで入れておきます。

③手取り出し用の品物を全部取り出したときも、ミルク・ジョッキーの底に入れたシルクはそのままにしておきます。そこで、タネの筒の中にミルク・ジョッキーだけ（とシルク）になったら、この時点で、内側の筒を右手だけで上方に取り出しますが、このとき、右手の指をミルク・ジョッキーにかけ

て、内側の筒とミルク・ジョッキーとをテーブルの上に持ち上げて外側の箱もしくは筒の右側に置きます（図39）。左側に残った外側の箱もしくは筒の中には空っぽのタネの黒い筒があります。

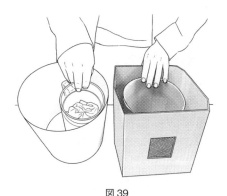

図39

④おまじないをかけて、まず、右に置いた内側の筒からシルクを取出します。次いで、このシルクを横に置いて、内側の筒を上方に取り上げます。大きなミルク・ジョッキーが突然テーブル上に出現したので観客は驚きます（図40）。

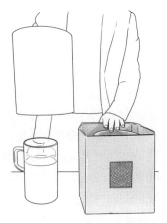

図40

⑤持ち上げた内側の筒は、左手に置いてある外側の箱もしくは筒の中に入れます。このあと、ミルク・ジョッキーの手順に続けることもできます。

あとがき

　この本を書いた動機や趣旨については、すでに本書の冒頭に書きました。最初に書き始めたときには、まだどうしてもマジック・マニア（マジック愛好家）の読者のことが頭から離れず、つい、とりあげたマジックの沿革から始めたり、すべてに応用編を付記したりしていましたが、途中で東京堂出版編集部の強い助言もあって、実際にこの本を使ってリハビリを行なう医療従事者を第一に考えるように執筆方針を改めました。それでも、ところどころ、リハビリとは関係のないエピソードや記述があったり、「本格的マジック」などの解説があったりするのは、まさにその名ごりです。
　本書は、本文中にも書いてありますが、広義のリハビリを想定したもので、脳出血や脳梗塞などの後遺症のみならず、廃用症候群、自閉症、知的障害、精神的障害、脳性麻痺など、かなり広い範囲でのリハビリを対象として考えてあります。また、もとより、医学的リハビリを代替するものではありません。その観点から、個々のマジックに適した対象疾患があるわけではありません。それは、あくまでも、実際にリハビリとしてのマジックを試みられた読者の方々から、実際の実施例を教えていただければありがたいと思っております。
　さて、ひとつだけおことわりをしなくてはならないことがあります。本書を書き始めたときには、解説をわかりやすくするために、素材や用具や手の形などを写真（カラー）に撮って一助としておりました。また、その写真の色を解説中に引用・記入しております。それは、輪ゴムの色であったり、ロープの色であったり、靴紐の色であったりするのです。しかしながら、実際の本書では、すべてを写真よりもわかりやすいモノクロの図版にしたために、本文の色の記述と呼応しなくなっております。幸い、図版の担当者が工夫をしてくれて、色の違いがモノクロでもわかるように描き分けてくれましたから、伝達上の齟齬はまったく生じていないと確信しております。そういうわけで、本文を読まれて、赤とか黄色とか書いてあって面食らわれたかもしれませんが、それは、そのような事情によるものです。

あとがき

　本書を用いて、日本の津々浦々で、楽しくリハビリテーションが行なわれることを切に願っております。

2016 年 11 月
麦 谷 眞 里
MASATO MUGITANI, M.D.,M.P.H.

● 索　引 ●

英字

Close-up　7
DPグループ　9, 193, 208, 221, 224~226, 233~234, 252, 257~259
Mahdi Gilbert　1
Paul Wilson　99

あ行

青い鳥　103
アル・ベイカー　61
アルバート・ゴッシュマン　83
医療保険　5
医療保険施設　7~8, 11
運動器　5, 209
エドガー・アラン・ポー　103
オイル・アンド・ウォーター　1

か行

カード・マジック　1, 176, 216
介護保険施設　7~8, 11
肩関節周囲炎　173
片麻痺　22, 36, 51, 82, 95, 113, 129, 153, 179, 205
カップ・アンド・ボール　80~81, 92
(株)テンヨー　193, 208, 221, 223~224, 226, 234, 252
がん患者　5
関節リウマチ　210
キッズ・マジック　218
教授の悪夢　161
クマ・チューヴ　234
クライス　117
車椅子　50~51, 55, 60
クロース・アップ・マジック　7~8, 49, 83, 217

拘縮　129
厚生労働省　2
高齢者リハビリテーション研究会　2
呼吸器　5, 8
五十肩　173
国際奇術大会　1
コメディ・マジック　218

さ行

サーストンの3原則　12, 21~22, 31, 45, 60, 63, 80, 83, 94, 96, 115, 152, 157, 186, 215, 250
真田紐　51
サム（親指）・パーム　107~108, 122, 129~130
サロン・マジック　7, 49, 217
シカゴの四つ玉　93
自閉症　20, 31, 83, 96, 115, 132, 157
心疾患　82, 95, 113
心大血管疾患　5
推理小説　103
スーパー・ボール　74, 84, 86, 93, 97
スクエア・サークル　224, 226, 251~252, 260
スコッチ＆ソーダ　2, 4~5, 8, 11
ステージ・マジック　7~8, 49, 53, 217~218, 226
スポンジボール　84
スライハンド・マジック　218
脊髄疾患　95
セルフワーキング・マジック　218
鮮度保持容器　252
増加するビリヤード・ボール　93

た行

第1関節（DIP）　26, 209~210, 213

第 2 関節（PIP）　142, 209~210
チャニング・ポロック　10
注意誘導　191
中華セイロ　234
通所リハビリ　11, 50
デイケア　11, 50
天地奇術研究所　193
トライアンフ　1
トランプ手品　176
トンネル効果　117

な行

難病患者　5
人形と筒　234
認知症　5
盗まれた手紙　103
脳血管疾患　5, 209
脳梗塞　19~20, 30~31, 43, 63, 69, 82, 95, 113, 129, 153, 173, 179, 191, 199, 239
脳出血　20, 31, 45, 63, 69, 82, 95, 113, 129, 153, 173, 179, 191, 199
脳卒中　30, 43

は行

肺活量　8
パス　76, 78, 80~81, 83, 86, 89, 91~94, 98, 102, 106~107, 111, 113
鳩出し　10
ハワード・サーストン　12
パントマイム　92, 151, 173, 214, 218, 232, 234
ビリヤード・ボール　93
フィンガー・パーム　79~85, 91, 95~97, 102, 106~107, 109~110, 114, 116
ブシャール結節　210
浮腫　15, 22, 24, 32
プラットフォーム・マジック　7, 49, 217

フレンチ・ドロップ　86~88, 90, 92~93, 95~97, 102, 106~107, 110
プロダクション・マジック　217~219, 221, 226, 259~260
ヘバーデン結節　210
ペンシル型の風船　8
ポール・ウィルソン　99

ま行

マーディー・ギルバート　1
マジック・ウォンド　49, 52~53, 56~63, 66, 68, 70, 81
末梢循環不全　15, 22, 24, 32
麻痺　87, 111, 120, 129, 138, 153, 165, 191
ミスディレクション　191
ミルク・ジョッキー　250, 260~261
メンタル・マジック　73
モーリス・メーテルリンク　103

や行

ユークリッド幾何学　161
ヨーロッパの夜　10
四つ玉の手品　92~93

ら行

ランス・バートン　10
老人福祉施設　217
老人保健課長　2
老人保健施設　217
60 歳からのマジック入門　185, 260

わ行

ワークショップ　11

〈著者略歴〉

麦谷　眞里（むぎたに・まさと）

新潟大学医学部卒。米国ジョンス・ホプキンス大学大学院卒。医師。1979年から医系技官として厚生省に奉職。WHO本部対外調整官、厚生省エイズ疾病対策課長、厚生労働省疾病対策課長、同省老人保健課長、同省医療課長、国立国際医療センター国際医療協力局長、厚生労働省東海北陸厚生局長、同省国際保健審議官を経て2013年退官。対外的には、2010年第63回WHO総会A委員会議長、GHWA世界保健人材連合理事長、APECアジア太平洋経済委員会保健ワーキング・グループ議長をはじめ、WHO関係のさまざまな委員会、理事会の委員、理事、副議長などを務めた。2014年から、東京医科大学教授、2015年から学校法人ありあけ国際学園理事長。
　e-mail : mugitani@healthcare-m.ac.jp

本文イラスト＊小堀文彦

介護に役立つ　リハビリ・マジック

| 2016年12月10日　初版印刷 |
| 2016年12月20日　初版発行 |

著　　者	麦谷　眞里
発行者	大橋　信夫
印刷製本	日経印刷株式会社

発行所　株式会社　東京堂出版
〒101-0051　東京都千代田区神田神保町1-17
電話 03-3233-3741　振替 00130-7-270
http://www.tokyodoshuppan.com/

ISBN978-4-490-20914-3 C2047　　©Masato Mugitani 2016
Printed in Japan